口蓋裂言語のスピーチセラピー

Therapy Techniques for Cleft Palate Speech & Related Disorders

著　Karen J. Golding-Kushner
監訳　夏目　長門
訳　早川　統子

一般財団法人 口腔保健協会

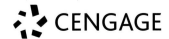

THERAPY TECHNIQUES FOR CLEFT PALATE SPEECH AND RELATED DISORDERS

Karen J. Golding-Kushner, Ph. D.
Assistant Professor
Department of Special Education and Individualized Services
Speech Pathology Program
Kean University
Union, New Jersey
And
Private Practice,
East Brunswick, New Jersey

© 2001 Cengage Learning

ALL RIGHTS RESERVED. No part of this work covered by the copyright herein may be reproduced, transmitted, stored or used in any form or by any means graphic, electronic, or mechanical, including but not limited to photocopying, recording, scanning, digitizing, taping, Web distribution, information networks, or information storage and retrieval systems, except as permitted under Section 107 or 108 of the 1976 United States Copyright Act, without the prior written permission of the publisher.

目　次

日本語版への序文	vi
翻訳にあたって	viii
原書版序文	x
コンセンサスグループ	xiii
謝辞	xv

第1章　序文 … 1
　1. 誤った通説 …………………………………………………………………… 1
　2. 発話はどのように産生され…どのようにして誤るのか ……………… 1
　3. SLPと口蓋裂患児：予防と早期治療 ……………………………………… 2
　4. 早期介入を経て：就学前から思春期まで ………………………………… 2
　5. どうやって発話パターンを変えるのか …………………………………… 2
　6. Velo-Cardio-Facial症候群（22q11.2欠失症候群）………………………… 3

第2章　「言語治療は効果がない」などの誤った通説について … 5

第3章　どのようにして言語音は産生されるのか…何が誤り音になるのか … 13
　1. ことばの生成：声道における弁 …………………………………………… 13
　2. 誤り音の分類 ………………………………………………………………… 17
　3. 口蓋裂言語 …………………………………………………………………… 18
　4. なぜ誤り音が起こるのか？ ………………………………………………… 27
　5. 構造と機能の関係 …………………………………………………………… 28
　6. 臨床的発話評価 ……………………………………………………………… 30
　7. VPIと開鼻声 ………………………………………………………………… 31
　8. VPIが本当のVPIでない場合 ……………………………………………… 31

第4章　早期開始：口蓋裂の乳幼児 … 33
　1. 授乳 …………………………………………………………………………… 33
　2. 早期介入 ……………………………………………………………………… 39

第5章　早期介入を終えてその後：就学前から思春期にかけての治療モデル … 57
　1. 構音訓練チーム ……………………………………………………………… 57
　2. 就学前の口蓋裂患児 ………………………………………………………… 58
　3. 学童期の口蓋裂患児 ………………………………………………………… 59
　4. SLPと思春期以降の口蓋裂患者 …………………………………………… 61
　5. 構音訓練に対する助成 ……………………………………………………… 61

第6章　異常構音を除去する方法　63
1. 特定音（目標音）の誘導方法 …………………………………… 66
2. 構音器官の接触の強さ …………………………………………… 81
3. 異常構音を伴わない開鼻声の治療 ……………………………… 81
4. テクノロジーを用いた治療 ……………………………………… 82
5. 落とし穴にはまらないために …………………………………… 83
6. 閉鼻声 ……………………………………………………………… 83

第7章　音の訓練の後：目標音の選択と配置，そして会話への汎化（キャリーオーバー）　85
1. 目標音の選択 ……………………………………………………… 85
2. 被刺激性テスト …………………………………………………… 87
3. 訓練レベル：どこから始め，どこへもっていくのか ………… 93
4. 聴覚弁別の単語 …………………………………………………… 99
5. 口蓋瘻孔のある患者への構音治療 ……………………………… 99
6. VPI患者の異常構音の治療はいつから始めるか ……………… 100
7. どれくらいの期間構音訓練は行われるべきか？ ……………… 101

第8章　手順と道具　103
1. 強化 ………………………………………………………………… 103
2. 臨床現場での道具 ………………………………………………… 104
3. 訓練道具 …………………………………………………………… 106
4. 道具の見せ方 ……………………………………………………… 107
5. 手順 ………………………………………………………………… 107
6. 玩具 ………………………………………………………………… 111
7. 本と物語り ………………………………………………………… 112
8. 単語リスト ………………………………………………………… 113
9. ゲーム ……………………………………………………………… 113
10. 手順としての聴覚弁別 …………………………………………… 114
11. 自宅訓練 …………………………………………………………… 115
12. 汎化（キャリーオーバー） ……………………………………… 118

第9章　評価と避けるべき訓練方法　121
1. 口腔筋機能訓練 …………………………………………………… 121
2. 口蓋と鼻咽腔機能訓練 …………………………………………… 122
3. ブローイング訓練 ………………………………………………… 122
4. 失行に対するプログラムとプロトコール ……………………… 123
5. サインランゲージ ………………………………………………… 123

6. 音韻分析 ……………………………………………………………………… 124
　　7. 最後に ………………………………………………………………………… 124
第 10 章　Velo-Cardio-Facial 症候群（22q11.2 欠失症候群）とその他の特別群に
おけるコミュニケーション障害　　　　　　　　　　　　　　　　　　　127
　　1. Velo-Cardio-Facial 症候群（22q11.2 欠失症候群）………………………… 127
　　2. その他の症候群 ……………………………………………………………… 138
　　3. その他の特別な群 …………………………………………………………… 139

　REFERENCES　　　　　　　　　　　　　　　　　　　　　　　　　　145
　APPENDIX　　　　　　　　　　　　　　　　　　　　　　　　　　　　152
　索引　　　　　　　　　　　　　　　　　　　　　　　　　　　　　　　154

日本語版への序文

　9年前の2009年のことだ．ニュージャージー州の事務所でミステリアスな郵便物を受け取った．それはよくみると日本から送られており，とてもかわいらしい郵便切手が貼ってあった．郵便物の中にはProfessor Nagato Natsumeからの手紙が入っていた．その手紙には，彼と彼の部下であるMs. Toko Hayakawaが，数週間後にアメリカで行われる学会へ参加するので，途中下車してニューヨークに立ち寄り私と面談をしたい，と記されていた．事務所はニューヨークから電車で1時間程度のところにあったので，私は喜んで彼らと会うことにした．

　最初の面談で，彼らはこの本を日本語に訳したいと申し出た．私にとって，彼らがこの本の重要性を理解してくれて，日本語に訳すに値する本だと思ってくれたことが非常に光栄だった．それからこの9年で，幾度となく彼らに会ったが，毎回ながら，彼らの知識と口蓋裂を持つ子どもの人生をよりよいものにしようとするその情熱に感銘を受けた．特にTokoが専門家として成長していく姿を見てきたし，その中で彼女が博士号を取得したことも誇りに思う．この本の翻訳も含めて，その他の仕事をしながら，博士号の研究を達成することは決して容易なことではないのだから！

　この本が出版されるまでの道のりは容易ではなかった．Dr. Hayakawaは翻訳と同時に，出版を請け負ってくれる出版社を見つけ，そして，本書の中の図表の掲載許可の交渉をそれぞれの会社と行わなければならなかった．この翻訳本の出版に対する彼女の努力と，出版できると信じた彼女のゆるぎない自信を称えたい．

　冒頭のページにあるように，この本で述べていることは，私一人の意見ではない．むしろ，口蓋裂言語の治療に携わる何人かの専門家の経験の集積である．ここでは，効果があることとないこと，そしてその理由についてわれわれの共通した意見を述べた．本書に記されている内容は，最初に出版が企画された10年前に収集したものであるが，今でもセラピー指針や方法は効果があると証明されていることをうれしく思う．

　本書に書かれている情報を，読者の皆さんの口蓋裂言語を呈する子どものみならず，その他の構音障害を呈する子どもに対する臨床に活かして欲しい．この本を日本の専門家・学生・親御さんに読んでもらう機会を作ってくれたDr. Hayakawaに感謝する．

　この本が皆さんにとって有意義なものとなることを祈念して．

Karen J. Golding-Kushner, PhD, Fellow-ASHA
Owner, The Golding-Kushner Speech Center, LLC
New Jersey, USA
cleftpalatespeech@gmail.com
2018年1月28日

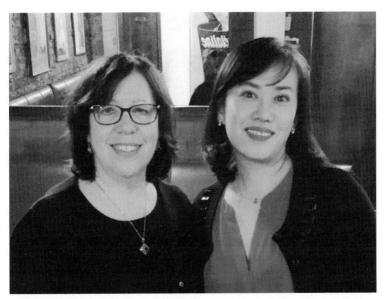

2018年2月　ニューヨークにて Dr. Hayakawa と

翻訳にあたって

　この訳本の原書との出会いは，当時大学院生であった私が2007年に米国の複数の施設を訪問をした際である．当時も今も同じであるが，口蓋裂言語の治療に関する専門書は他の分野に比較して多いとはいえない．日本の既存の専門書はおおむね読破していたので，米国でCleft治療に携わる言語聴覚士の必読書を聞いたところ，本書が紹介された．大急ぎで通信販売で購入し，ニューヨークのホテルに配送されたのを覚えている．読み進めていく際に，当時日本の口蓋裂言語治療のテクニックとして習っていることと同じ点，そして異なる点がみえてきた．未熟な言語聴覚士であった私は，大いに混乱した．それから様々な海外文献にあたっていくうちに，最初は私を混乱させた相違点は合点がいくものとなっていった．さらには，本書は決してボリュームの多い本ではないが，Velo-Cardio-Facial症候群（22q11.2欠失症候群）に関して，比較的多くのボリュームを割いて情報が示されているのも，当時私が担当した患者さんについて調べるのに重宝した．そこで大学院生の立場でありながら，この本を訳すことで，日本の言語聴覚士にもアメリカの口蓋裂言語に対する常識を知って欲しいと，図々しくも強く思うようになったのだ．Dr. Golding-Kushnerは本書の後にはVelo-Cardio-Facial症候群に特化した専門書の全2巻を，症候群を発見したDr. Shprintzenと共著で記されている．本書の中でも鼻咽腔閉鎖機能不全（VPI）の診断における鼻咽腔ファイバースコープの重要性は幾度となく強調されているが，Dr. Golding-Kushnerはご自身の研究の中で鼻咽腔閉鎖時の咽頭腔の空隙の分類法を提起されている．2017年に私が米国に留学した際にも，22q11.2欠失症候群の治療で有名な病院の臨床現場で，その分類が使われていたのである．

　著者のDr. Golding-Kushnerは米国において著名な言語聴覚士である．一介の未熟な言語聴覚士で頼りない大学院生である私が翻訳をしたい，と指導教授であり監訳者である夏目長門教授に，恐る恐る相談を持ちかけたところ，快諾の上に出版社の紹介から刊行まで指導いただけることとなった．そして著名なDr. Golding-Kushnerも日本語訳出版の提案を喜んで下さり，口腔保健協会が出版を引き受けて下さり，本企画が進み始めたのである．始動当初は順風満帆に見え，意気揚々と翻訳作業と研究を進めていた私だが，刊行に至るまでの道のりは平坦なものではなかった．というのも著作権にまつわり一旦企画が頓挫したからだ．数年のブランクの後，著者のDr. Golding-Kushnerのご助力で再び企画が動きだした．この時点で始動からすでに6年が経過していた．そして，終に日本語訳本が出版されることとなり，感慨深いのは当然のことながら，多くの方々に支えられここまで来られた感謝の念に堪えない．言語聴覚士養成専門学校の教員として勤務しながら翻訳作業を進めていた私を温かく見守り，そして優しく励まし続けて下さった牧野日和先生，山田英夫先生，伊藤功治先生，瀬戸口麻紀先生，相原喜子先生，

藤原久美子先生，井村英人先生，そして荒削りで読むに堪えなかったであろう草稿を，原書と照らし合わせてご丁寧に修正・ご助言を下さった藤原百合先生，緒方祐子先生，矯正歯科領域に関する助言を下さった長崎大学の森田幸子先生，米国留学中に本書の細かい疑問点に答えて下さった Nationwide Children's Hospital の Dr. Adriane Baylis, 契約書の翻訳に関して法律的なアドバイスを下さった司法書士の佐々木順子氏，大きな壁にぶつかるとヒーローのごとく現れ次の道へ導いて下さった Dr. Golding-Kushner, 企画から刊行まで厳しいご指導と叱咤激励を根気よく続けて下さった夏目長門教授，日本から一通の手紙で Dr. Golding-Kushner に無謀にもコンタクトをする際に，手紙を推敲し応援してくれた D. Carter. Witt 氏，精神科領域に関する助言をくれた早川徳香氏，原書の日本語翻訳の必要性に気付かせて下さった患者・家族の皆様，そしていつも向こう見ずな行動をする私を諦めの気持ちながらも支え続けてくれている両親に厚く御礼申し上げる．

　最後に，企画段階から刊行に至るまで，なかなか思い通りに進まない契約や遅々とした私の作業の進展を類い稀なる忍耐力で見守り，優しく穏やかに，しかし切れ味のあるアドバイスやリマインドで，最後までお付き合い下さった口腔保健協会の藤沼 聡氏と吉本佳代氏に，心より感謝申し上げる．

　この訳本が日本の口蓋裂言語の治療に携わる言語聴覚士の方々にとって，診断・治療の一助となることを切に願う．

2018 年 5 月 31 日

早川　統子

原書版序文

本書は多くの点で他とは異なる特別なプロジェクトといえる．第一のそして何よりも他と異なる点は，非常に一般的であるにも関わらず，よく誤解，誤診，誤った治療をされる特定の構音障害の臨床について詳しく記していることである．口蓋裂や鼻咽腔閉鎖機能不全（VPI）に関連する構音障害は従来は病院で治療が行われており，比較的少数の言語聴覚士（SLP）のみが多くの患者に関わり治療や問題に対処するべく研究をする機会が得られていた．しかし，VPIに関わる問題は一般的であり，学校やその他の臨床現場のSLPも時にはこうした問題を呈する患者に関わるようになってきた．そうしたSLPが口蓋裂やVPIの患者を受け持たなくてはならなくなった時に，さて，どんなセラピーを行えばいいのかわからない，といったことがしばしばある．本書は，口蓋裂やVPI，関連する問題に関わり，この分野を世界的に率いてきたセラピスト達の数千時間に及ぶ臨床経験に基づいたセラピーの試行や方法が記してある．これが，本書の第二の特別な点である．

本書は Karen J. Golding-Kushner の単著として出版されているが，本文は，VPIに関する問題に対する研究や臨床を積んできた科学者や臨床家のグループによってアイデアが出されそして検討されてきた．本書で記されているセラピーテクニックはすでに試行されて成功したものである．1990年に International Working Group が VPI の診断手順の標準化を文書で声明を発表するために集まった．この時のプロジェクトの内容は The Cleft Palate-Craniofacial Journal（Goldin-Kushner, et al. 1990）に掲載されている．このプロジェクトでは臨床のエキスパートが，本書で記されているセラピーの内容や手技を焦点に討論するために一同に集ったのである．われわれは2000年1月にニューヨーク州 Syracuse にある，Upstate Medical University に集合し，合意に達するまでノンストップで議論した．その時のメンバーは，著者に加え次の通りである（アルファベット順）：Linda D'Antonio, PhD（Loma Linda University, カルフォルニア州 Loma Linda, Children's Hospital），John Riski, PhD（ジョージア州，Children's Healthcare of Atlanta），Robert J. Shprintzen, PhD（ニューヨーク州 Syracuse, Upstate Medical University），Mary Anne Witzel, PhD（カナダ Ontario, University of Toronto），Antonio Ysuna, M. D., Sc. D.（Mexico City, Hospital Gea Gonzales）．このコンセンサスグループに参加した全員が口蓋裂とVPIの非常に多くの経験を有している臨床家であり，そして長きにわたり科学に基づいた多くの論文等を書いてきた筆者たちである．この会議は2種類のグラントのもとに開催された．一つは，出版社である Singular Publishing Group からで，この出版社はプロジェクトの開始の時から熱心に支援をしてくれている．

二つ目のグラントは Velo-Cardio-Facial Syndrome Educational Foundation, Inc. からで，経緯については後述する．ワーキンググループのメンバーは集合して話し合い，

議論をし，合意に達し，それを Dr. Golding-Kushner がまとめてくれた．コンセンサスな意見以上に，この本は，何は効果があり，何はないのかを強調して臨床家に示せるように努力した結果である．

　第三の他とは異なる特別な点は，本プロジェクトが実りあるものとなるようにしてくれた，ある親の会の草の根活動の存在である．Velo-Cardio-Facial Syndrome（VCFS）は，多数の障害を呈する一般的な症候群の一つであるが，最も多くみられる問題の一つに VPI に起因した開鼻声や異常構音といった特徴的な Speech が挙げられる．問題が重症であることや構音訓練が失敗することから，臨床家とっては常に頭を抱える症例となっていた．本書に記されているセラピーの方法は，特に VCFS の子どもにとって有効であった．Velo-Cardio-Facial Syndrome Educational Foundation, Inc. は，専門家と一般の方々への VCFS という症候群とその治療の啓もうを目的とした団体である．1999 年に Milwaukee で行われた年次集会で，Foundation の会員と理事が本プロジェクトを支援することに同意したので，VCFS の子どもへ効果があると証明された訓練方法が遂に印刷されるに至ったのである．世界中に何千のメンバーのいる Foundation が www.vcfsef.org　のウェブサイトを運営している．

　この活動に参加して貢献したくれたその他の人々について述べなくてはならない．1月の会議に参加してくれた Natalie Havkin, M. S.（Communication Disorder 部門，Otolaryngology and Communication Science 科，Upstate Medical University, Diagnosis, Treatment, and Study of Velo-Cardio-Facial Syndrome センター）はグループのための優れた広報役を務め，そのプロセスに素晴らしく貢献してくれた．Kelvin Ringold（Communication Disorder 部門）は，メンバーを別々の場所から雪の多いシラキュースに驚くほど正確に間違いなく連れて来るために必要なすべての手配をしてくれた．Singular Publishing Group の Marie Linvill はこのプロジェクトを最初に聞いてくれた人物で，プロジェクトの成功に非常に重要だった．彼女はプロジェクトの主要な世話役であり，彼女のお陰でわれわれは数カ月で本書を完成させることができた．

　そして私の同僚であり，よき友である Linda（D'Antonio），Jay（John Riski），Mary Anne（Witzel），そして Tony（Ysunza）には心から御礼をいう．全員が多忙なスケジュールを調整して，報酬なしでこのプロジェクトに参加してくれた．彼らはこのプロジェクトは重要であると考えてくれた．そして，彼らが示してくれた団結と友情は，専門家がお互いに表さなければならない最高のものだった．彼らの協力が示しているのは，プロジェクトの結果としてこれらの知識が一般に公開されることを望むという，最高レベルの倫理的行動である．皆，自分自身でこれに似た本を書くことができるにも関わらずである．このグループは，われわれが一緒になって仕事をすることで，各自がしている研究・臨床の結果を単純に合わせたものを超越した影響を与えられることがわかっているからこそ結成された，素晴らしく優秀な科学者の集団である．

最後になるが，著者であり貴重な仕事をしたKaren J. Golding-Kushnerについて述べる．われわれの尊敬すべきメンバー達の考えをまとめるという困難に直面しながらも，彼女は驚くほど短時間にこの本を書いた．私は，Dr. Golding-Kushnerを彼女の学生時代にさかのぼり，長きにわたり知っている．彼女は私の生徒であり，そして何年も私の部下として一緒に働いたが，今では純粋に尊敬する同僚である．本書に記されている訓練方法の多くは彼女の独自のコンセプトによるものである．他の科学者と違って，Dr. Golding-Kushnerはアカデミックな世界と臨床の世界をすぐに繋ぐことができた．彼女はこの分野に大きな影響を与えてきた優れた診断家でありセラピストである．私は，この本の著者として，そして本書の中で記されている訓練方法を説明するのに適切な人は彼女以外は思いつかなかった．

    Robert J. Shprintzen, Ph. D.
    Director, Communication Disorder Unit
    Director, Center for the Diagnosis, Treatment,
       and Study of Velo-Cardio-Facial Syndrome
    Director, Center for Genetic Communicative Disorders
    Professor of Otolaryngology and Communication Science
    Upstate Medical University
    Syracuse, NY
    2001年

コンセンサスグループ

　本書は口蓋裂，鼻咽腔閉鎖機能不全（VPI），それに関連する疾患に関する研究・治療で国際的に著名な専門家のグループによって考えられたものである．このグループのメンバーは北アメリカ全土から数日間の会議に集まり，そこで，しばしば「治療しにくい患者群」といわれる患者への効果のある訓練方法について語りあった．参加者は以下の通りである（アルファベット順）．

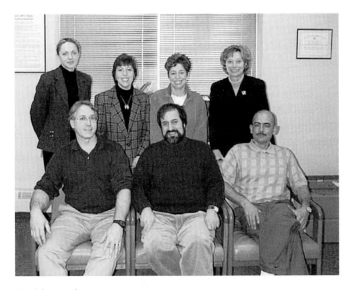

前列左から右：Riski, Shprintzen, Ysunza
後列左から右：Natalie Havkin, M.S.（Guest），Golding-Kushner, D'Antonio, Witzel（2000年1月）

Linda L. D'Antonio, Ph.D., CCC-SLP
Professor, Department of Surgery
Loma Linda University and Children's Hospital
Loma Linda, CA

Karen J. Golding-Kushner, Ph.D., CCC-SLP
Assistant Professor, Department of Special Education and
 Individualized Services
Speech Pathology Program
Kean University
Union, New Jersey
Private Practice
East Brunswick, New Jersey

John E. Riski, Ph.D., CCC-SLP, FASHA
Director, Speech Pathology Laboratory
Clinical Director, Center for Craniofacial Disorders
Children's Healthcare of Atlanta
Atlanta, GA

Robert J. Shprintzen, Ph.D., CCC-SLP , FASHA
Professor and Director
Communication Disorder Unit,
Department of Otolaryngology and Communication Science
Center for the Diagnosis, Treatment, and Study of Velo-Cardio-Facial
 Syndrome
State University of New York Health Science Center at Syracuse
Upstate Medical University
Syracuse, NY

Mary Anne Witzel, Ph.D., CCC-SLP
Associate Professor, Adjunct Faculty
Department of Speech-Language Pathology
University of Toronto
Ontario, Canada

Antonio Ysunza, M.D., Sc.D.
Clinical Research Department
Hospital Gea Gonzales
Mexico D.F., Mexico

謝　辞

　Bob Shprintzen からの電話を受けたのは去年の秋である．その内容は，この 23 年以上にわたり語りあってきたことを遂に本にしてはどうか，であった．これは，声門破裂音で話す子どもに行う訓練と，私が学術集会等で何回も話してきた訓練の手順に関するものだ．電話で話始めてから 30 分経った頃にやっと彼は告白したのだが，すでに Velo-Cardio-Facial Syndrome Educational Foundation, Inc. の理事と Singular Publishing Group の Marie Linvill にはこのプロジェクトに関して話がしてあるとのことだった．それまでに他の本に私が書いてきた内容が，私が伝えるべきすべてだと確信していたのだが，Bob はいつもの通りに励ましてきた．そして，本の構成を考えるために，この分野のエキスパートを集めてコンセンサスグループを作り，そしてそこでは異なった治療プロトコールや手順で行われてきたそれぞれの臨床の経験について語りたいという，彼のビジョンについて話してくれた．Bob, Mary Anne, Linda, Jay そして Tony と集うことを考えるととてもワクワクして，そのチャンスを逃せなかった．私は，本を書くことに同意したが，これは，世界的に著名で私が永年高く評価しているエキスパート達と過ごす 2 日間の Brain storm（脳の嵐）へのチケットとなった．

　2 日間の会議は非常にプロフェッショナルだったと一言で言ってしまっては控えめな表現になってしまう．エキスパートに囲まれて座っていることを光栄に感じ，そしてその会議が終わってから数週間から数カ月にわたって執筆されるそれぞれの章に関する思慮深いコメントをくれた，洞察と方向性を示すために集まったグループの各メンバーに感謝する．特に，彼らが，私がこのセラピーガイドを書けると信じてくれたことに感謝する．この完成した本には，避けるべきこととその理由を含めた仕事の手順に関するコンセンサスを記してある．われわれの経験から生まれた知識が正確に記せていることを願う．

　Dr. Robert J. Shprintzen がこの 25 年にわたり，私の師，上司，同僚，そして友達であることを非常に有難く思っている．私がこの本を書き終えられるのか自身に疑念を抱くと，Bob はいつも書けると信じてくれていた．このプロジェクトのすべての段階における彼の励ましと支援に心より感謝する．

　また，Velo-Cardio-Facial Syndrome Educational Foundation, Inc. の理事の支援にも感謝申し上げる．Foundation からのグラントがなければコンセンサスグループは結成されなかったし，この本も執筆されていなかったことだろう．そして，Marie Linvill と Brad Bielawski そして，Singular Publishing Group のスタッフに御礼を申し上げる．彼らからのグラントもまたコンセンサスグループの会議の実現を可能にしてくれた．Marie はこのプロジェクトの開始当初より非常に協力をしてくれた．なんとか私を軌道に乗せてくれた，ぎりぎりの締め切りに対する彼女の穏やかな催促と，私の多くの質問

に対する彼女の忍耐力に感謝する．そして Brad の細かい点に対する鋭い観察力には非常に助けられた．

　The School of Education の学部長 Dr. Ana Maria Schuhmann と Kean University の Special Education and Individualized service 学科の科長である Dr. Elaine fisher に感謝申し上げる．また Kean University の Speech Pathology Program の Dr. Martin Shulman, Dr. Mary Jo Santo Pietro, Dr. Sheree Reese, Dr. Barbara Glaze Glazewski, Dr. Barbara Lecomte, そして Alan Gertner 教授に深く感謝申し上げる．彼らは私を温かく受け入れてくれて，フルタイムの教員としての責任があるにも関わらず，このプロジェクトの最終段階の仕事をしている私を支援してくれたのだ．

　最後に，息子の Leor，そして娘の Tzipora の励ましと理解に感謝する．よし，これでママは一緒に遊べるぞ！

　　Karen J. Golding-Kushner, 2001 年

献　辞

　口蓋裂とVPIを持つ子どもと，その親御さんへ：正しい発話への目標を常に持ち続けて

第1章

序文

　本書は，口蓋裂ならびに鼻咽腔閉鎖機能不全（以下，VPI）[注1)]のためのスピーチセラピーについてできるだけ丁寧に解説している．本書の目的は，口蓋裂言語に携わる言語臨床家やご両親，また将来言語訓練に携わる方々への実用的な情報の提供をすることである．様々な治療段階における口蓋裂児の訓練を行うこととなった言語臨床家（Speech Language Pathologist：以下，SLP）から多くの問い合わせを受けたために本書を記すこととなった．本書は訓練・治療の段階的アプローチ方法を記した「How To 本」である．このため口蓋裂やそれに関連する障害を持つ子どもに携わるSLPが行う各種のケア，たとえば授乳，構音障害に対する治療，早期介入，予防について推奨される開始時期と併せて記述してある．また，本書の中では，親が訓練を理解するだけではなく，参加する方法についても記してある．

　本書は，外科治療や歯科治療などの他科の治療のすべてについては言及していない．しかし，口蓋裂やそれに関連する障害を持つ子どもに携わるSLPは，これらの他科の治療側面についても良く知らなくてはならない．優れた書籍は他にも多数出版されているので，チームアプローチの内容について今般は次の書籍に譲りたい（Bardach & Morris, 1990；McWilliams et al, 1990；Shprintzen & Bardach, 1990）．

1. 誤った通説

　第2章では，口蓋裂やそのスピーチに対する誤った通説について述べたい．これらの通説による誤解を払拭することで，口蓋裂に関連する構音障害の治療や予防について多くの肯定的な側面を，読者が理解することを願っている．

2. 発話はどのように産生され…どのようにして誤るのか

　口蓋裂を伴って生まれた子どもは，VPIや，口蓋瘻孔，不正咬合，慢性的なあるいは変動的な聴力低下などの解剖学的ならびに医学的諸問題に関連した発話の障害を呈する

[注1)] 鼻咽腔閉鎖機能不全という用語は英語において，Velopharyngeal insufficiency, inadequacy, incompetencyと原因の多様性から弁別的に用いられている．これら3つの用語の略はすべてVPIであり，この書においては，器質的異常に関するVelopharyngeal insufficiencyの語に統一した．近年では総称としてVelopharyngeal Dysfanction（VPD）が多く使用される．

ことが多い．また，口蓋裂児は，健常児にもみられる音韻性・発達性の構音障害を同様に呈することがある．しかし，本書は，顎顔面口腔異常による，時としては複雑なコミュニケーション障害を引き起こす特別な状況に焦点をあてた．スピーチ産生の仕組とスピーチの誤りの本質について理解することは，適切な治療方針を立てる上で重要である．正常な音声言語の産生の過程については第3章で概説し，また口蓋裂児の言語発達段階で誤ったスピーチ獲得のモデルについても記述した．口蓋裂やVPIに起因する，呼気鼻漏出やNasal snort, 声門破裂音などの誤りについては，提示するモデルの中で定義づけを行う．誤り音を発達性であるのか必然的なものであるのか，あるいは代償的なものなのかSLPや親が弁別するのを助ける分類システムは，誤り音がみられた時の予防や治療のプログラム設定の基礎となる．

3. SLPと口蓋裂患児：予防と早期治療

SLPはおそらく新生児の親と面会し，口蓋裂という病気について彼らに説明し，そして哺乳指導をしなくてはならない．さらにSLPは早期にみられる発話ならびに言語発達についての説明をしつつ，クーイングや喃語の発達，始語の産生を通して早期の快・不快の泣き声や音から音声言語の発達を観察していなくてはならない．早期介入，親へのカウンセリング，哺乳指導，早期からの経過観察，予防については第4章で述べてある．

4. 早期介入を経て：就学前から思春期まで

3歳あるいはそれ以上の患児への医療サービスモデルについては第5章で述べてある．内容は，訓練スケジュール，集団あるいは個人訓練，個別教育プログラム（IEPs）についての情報ならびに，各発達段階や医療介入に合わせた言語訓練の種類についてである．

5. どうやって発話パターンを変えるのか

しばしば，口蓋裂を持つ子どもへのスピーチセラピーは困難であり，誤りを治すのは大変であると言われる．しかし効率的かつ短期間で効果がみられる多くの方法が見出されている．異常構音の除去方法については詳細が第6章に述べられている．単語や文章，会話への正音の汎化については第7章で述べてある．第8章では，口蓋裂言語の治療において効果的であると証明されている方法や器具についての情報が記載してあり，第9章では避けるべき方法について述べてある．

6. Velo-Cardio-Facial 症候群（22q11.2 欠失症候群）

　Velo-Cardio-Facial 症候群（22q11.2 欠失症候群：以下，VCFS）は，口蓋裂や VPI に最も関連している一般的な症候群である．コミュニケーション障害や学習障害の合併が高頻度にみられる VCFS について学ぶことは，SLP にとって非常に重要である．VCFS に関する知識，推奨される治療方法については，他の症候群に関するものと併せて第 10 章にて述べてある．

第2章
「言語治療は効果がない」などの誤った通説について

　SLPや親の中には，方法や手技などの過程にこだわって，口蓋裂児のスピーチセラピーの見通しを立てる人がいる．残念ながらこの分野においては，かなり多くの誤った情報が存在している．この原因の一部は，多くの養成プログラムにおいてこの臨床分野の重要度について強調されていないこと，すなわち十分に学習する時間が養成プログラムに組まれていないことが挙げられる．これらの誤った情報は口蓋裂に関係する発話の障害について多くの誤った通説を生む結果となってしまった．よって，治療方法について記述する前に，構音やスピーチセラピーについての誤った通説を正しておきたい．ここに挙げられるトピックについては後の章の中で詳細に検証をする．

誤った通説その1：あなたの子どもは何年も何年もスピーチセラピーに通わなくてはならない

　口蓋裂を持つ子どもの親が最初に言われることの一つに「あなたのお子さんは外科的治療とスピーチセラピーを受けることで，問題はなくなる」というのがある．また，しばしば「訓練は長引き何年にもわたる」ともいわれる．しかし，多くの研究で，生後18カ月までに口蓋形成術を行った非症候群性の口蓋裂児の少なくとも80％以上が積極的なスピーチセラピーは全く必要としないと示している（Hall & Golding-Kushner, 1989；Peterson-falzone, 1990）．

　口蓋裂やVPIに起因した発話の問題を抱える子どもは，各発達段階にあわせて，その時の問題に適したスピーチセラピーが必要となる．訓練のサイクルは，外科的・歯科的治療にあわせて，適切な時期に行われなければならない．ことばの問題の重症度によるが，良い・積極的な治療は1年あるいは2年以上にわたって行うべきではなく，また症例によっては，もっと早く訓練は終了させなくてはならない．訓練はしばしば欠かせないものであるが，青年期に至るまで行うのは適当でないものもある．つまり，「訓練は永遠に続く」というのは誤った知識である．しかし同時に，訓練は発達段階にあわせて行われるというのは真実である．

誤った通説その2：スピーチセラピーは口蓋形成術後でないと有効ではない

　口蓋形成術に関して，ほとんどの専門家が，手術の最適な時期は1歳，あるいは1歳

以前であるとの意見で一致している[*1]．その時期までに，喃語や語音産生がみられない子どもには，母音や鼻音に焦点を当てた早期からの介入は効果的である．仮に何らかの理由で口蓋形成術が遅れている場合，スピーチセラピーが必要な場合においては介入を延期してはならない．術前の状態でも口腔子音産生の方法について教示することができるのである．顎裂部の残孔については，8歳あるいはそれ以降に行われる顎裂部骨移植が行われるまでは認められるが，この顎裂は早期のスピーチセラピーには影響を与えない．

誤った通説その3：スピーチセラピーは咽頭弁形成術後でないと有効ではない

　咽頭弁形成術前のスピーチセラピーのみが効果的であるというわけではないが，術前のスピーチセラピーを状況に応じては勧める．口蓋裂言語として知られる，「声門破裂音」の消失というのは鼻咽腔閉鎖機能獲得の順調な効果のあらわれであり，外科的治療方針をたて直し得るものである（Golding, 1981；Henningsson & Isberg, 1986；Golding-Kushner, 1989, 1995；Shprintzen, 1990）．よって咽頭弁形成あるいは他の咽頭形成術の症例において，スピーチセラピーによって異常構音を除去するまで，VPIの外科的治療は遅らせることをわれわれは常に推奨している．

誤った通説その4：鼻咽腔閉鎖機能不全（VPI）についてはスピーチセラピーでは何もできない

　もちろんできる．ただ，あなたが思っているのとは違う方法なだけである．前述のとおり，VPIと構音障害の両方を持ち合わせる患児において，声門破裂音などの異常構音の除去は，しばしば良い影響を鼻咽腔運動に与え，鼻咽腔閉鎖機能（Velopharyngeal Function）を改善する（Golding, 1981；Henningsson & Isberg, 1986；Golding-Kushner, 1989, 1995；Shprintzen, 1990；Ysunza, Pamplona, & Toledo, 1992）．一方，VPIであるがよい構音能力を持つ患児にとっては，この通説は残念ながら真実である．異常構音がない状態では，スピーチセラピーがVPIを改善し得ると期待するべきではない．さらに，口腔機能訓練やマッサージ，アイスマッサージそれにブローイング練習は鼻咽腔閉鎖機能の改善には効果的ではない方法である．これらの方法のみを行っているのであれば，VPIを治療することはできない（Powers & Starr, 1974；Ruscello, 1982；Starr, 1990；Van Demark & Hardin, 1990）．
　VPIと開鼻声は混同されるべきではない．開鼻声を呈する話者には，発話中には不安

訳者注：[*1] 日本では1歳半で口蓋形成術を行う場合もあり，米国での見解と少し異なる．

定な鼻咽腔閉鎖を示す症例など，様々なバリエーションがある．このような症例においては，Nasopharyngoscopy（以下，鼻咽腔ファイバースコープ）や Multiview Videofluoroscopy（以下，VF）の検査による，発話中の個々人の鼻咽腔運動の結果を基に，スピーチセラピーが果たして効果があるのか否かの判定を下さなくてはならない．これらの画像によって，スピーチセラピーの必要性の是非，また必要な場合に用いるべき方法を知ることができる．

誤った通説その5：口蓋形成術後まで子どもに話させないようにしなければ，子どもは誤り音を学習する

音声や雑音あるいはジェスチャーで相互伝達（コミュニケーション）を学ぶことは子どもにとって最も自然なことである．乳児が発する音声に対して大人が反応することで，親は子どもにことばの本質的かつ基礎的な側面を教えているのである．すなわち，自身が発した音声は，相手の反応を導き出すのだということを子どもは学ぶのである．もし彼らが音声を発することを阻まれたら，子どもは話すことは悪いことであると学ぶ可能性があり，そのことが彼らの言語発達を妨げるかもしれない．口蓋形成手術前であっても，話すことは決して阻止されるべきではない．

誤った通説その6：あなたの子どもは失行症である

「口蓋裂言語」は，口唇や舌の運動を伴わない声門破裂音などの異常構音によって，しばしば特徴づけられる．これは，時として筋機能の低下や異常，あるいは協調運動障害のように見えることがある．しかし，構音器官を使用していないからといって失行症と混同されるべきではない．異常構音を呈する患児はしばしば間違って失行症とみなされることがある．これは彼らが構音運動を達成するために，舌を動かさないからである．多くの場合，失行ではなく，問題は口腔内の構音器官の運動の省略であり，構音運動を行うための能力がないわけではない（Golding-Kushner, 1995）．

誤った通説その7：口蓋裂患児の治療をするのはその道の専門家でなくてはならない

口蓋裂患児の治療をするのに，あなたが口蓋裂の専門家でなくてはならないということはない．しかし，優秀な SLP である必要はある．口蓋裂に関連する発話の問題を持つ患児の治療に当たる場合に必要なスキルは，音声産生の生理に関する完全な知識と理解である．SLP は，構音点や構音方法ならびに有声・無声の違いなどを教える伝統的な構音訓練方法や，伝統的行動変容法を理解し，実行できなくてはならない．また SLP

が担っているチームのメンバーとしての役を理解していなくてはならない．SLPは患児の一連の治療のチームメンバーには積極的になるべきであり，他の専門家と一緒に治療を進めていかなくてはならない．SLPは他職種の専門家たちの意見に耳を傾けるべきである．

誤った通説その8：手術後数カ月はスピーチセラピーを始める（再開する）のを待たなくてはならない

　スピーチセラピーは，外科医の許可が下り，また患者がそれに参加することに十分に気分が乗れば術後すぐに計画される．これは通常，口蓋形成手術あるいは咽頭形成術後1～2週間で行われる．

誤った通説その9：咽頭弁形成術後はことばを再学習しなくてはならない

　手術前に獲得した言語スキルは，手術中に消えてしまうことはない．VPI改善のための手術前の構音が良好なら，その後のスピーチセラピーは一切必要ではない．

誤った通説その10：発話は母音のみで子音は省略する

　口蓋裂言語を呈する患児は，しばしば急激な声門閉鎖によって産生する異常構音である声門破裂音を呈する．これはよく子音の省略と聞きとられる．多くの場合において，語頭子音は省略されるものではなく，むしろ声門破裂音に置換される．

誤った通説その11：口蓋裂を持つ乳幼児には口腔筋機能訓練が必要である．なぜならば彼らの筋肉は弱く動きにくいからである…あるいは，口蓋裂言語を呈する子どもには，口蓋・舌・口唇を強くする筋機能訓練が必要である

　手術後の口唇裂や口蓋裂は筋肉の運動の弱さや異常構音の存在を示すものではない．発話時に口唇や舌の動きを示さない，裂や口蓋裂言語を呈する「子ども」は「怠けて」いるわけでも，「筋肉」が「怠けて」いるわけでもない．むしろ彼らは，違う筋肉を使用して，正常な語音産生とは異なる方法によって音声を産生しているのである．こういった症例においては，筋肉の動きの欠如は，誤学習による結果なのである．軟口蓋の筋機能訓練は口蓋の機能や構音の改善にはつながらない（Powers & Starr, 1974；Ruscello, 1982；Starr, 1990；Van Demark & Hardin, 1990）．

誤った通説その12：子どもの発話が改善しないのは，子どもの努力が足りないからである

　発話の改善がみられない場合は，ゴール設定や訓練方法，または訓練頻度が適切ではないことのあらわれである．治療のゴール設定ならびに方法が適しているかどうか，また訓練が頻繁で集中的に行われているかを確認するのはSLPの義務である．また同時に患児を動機づけ，年齢に適した素材を使用するのはSLPの責任である．親や養育者は頻繁に指導を受け，毎日の簡単な訓練を行わなければならない．

誤った通説その13：あなたの子どもは哺乳障害を呈する

　口蓋裂を持つ子ども，それが完全両側口唇口蓋裂でも普通に哺乳瓶によるミルクの摂取はできる．もちろん，授乳時の抱き方や乳首の先端孔のサイズやタイプ，ゲップをさせる頻度などに調整は必要となる．しかし多くの場合において，特殊な哺乳装置，特殊な哺乳瓶，その他の特殊な器具は必要ではない．変わらず授乳困難が続くようであれば，それは神経，気道あるいは呼吸などの別の問題の存在を示している可能性がある．

誤った通説その14：哺乳障害のある乳児は構音発達にも障害があらわれる

　哺乳障害が構音障害を引き起こす，あるいは哺乳障害のある乳児が発話障害を引き起こすとの明確な臨床的根拠はない．話すことや食べることは咽頭という共通の空間を介して行われ，これらは呼吸に次ぐ二次的な機能である．3機能（呼吸・摂食嚥下・話すこと）の相互関係は複雑であり，複数の問題が1つの原因に起因すると考えてはならない．

誤った通説その15：口蓋裂を持つ子どもの多くは言語に明らかな遅れを示す

　非症候群性の口唇口蓋裂児は，それを持たない子どもと比較して言語の遅れや言語障害を呈することが多いようである．しかし，口蓋裂児の言語障害のタイプや重症度については様々な報告がされており，多くの口唇口蓋裂児は定型の言語発達を遂げている．口蓋裂言語を呈する子どもが，表出性の言語障害であるのか構音の問題であるのかを鑑別しなくてはならないので，SLPは，表出言語スキルの評価に熟達していなくてはならない．

　一方では，口蓋裂単独の患児は複数の症状を呈する症候群の可能性が，口唇裂や口唇口蓋裂の患児よりも多いようである．症候群性の口蓋裂を持つ患児群は，表出と理解の

第2章 「言語治療は効果がない」などの誤った通説について

両方に言語発達遅滞あるいは言語障害を，非症候群性の口蓋裂児よりも高い確率で呈するといわれている．しかし，理解しなくてはならないのは，口蓋裂が言語障害を引き起こしているわけではないということである．むしろ，口蓋裂と言語障害には共通の原因があると考えるとよい．たとえば，VCFS においては，口蓋裂と明らかな言語発達遅滞を呈するが，これらの原因は染色体の一部の欠損によって引き起こされているからだ．逆に，Van der Woude 症候群などの他の症候群は言語発達遅滞の確率を高めるものとは関係がない．ハイリスク児を見分けるために正確な診断は必須である．

誤った通説その 16：VPI は言語発達遅滞／言語障害を引き起こす

　VPI は，発話の一側面に影響を及ぼすひとつの生理現象である．VPI は開鼻声と呼気鼻漏出の原因となる．これは，ある患者にとっては声門破裂音などの異常構音を学習させやすくするかもしれない．しかし，VPI 自体は生理現象であるために，認知機能に関連する言語発達遅滞を引き起こす原因にはならない．

誤った通説その 17：あなたの子どもがスピーチセラピーを受けるには早すぎる…あるいはスピーチセラピーで効果が得られないのであれば，それは年齢的に子どもの準備ができていない

　いかなる子どもも訓練を行う上で，開始時期が早すぎるということはない．しかし，訓練内容は子どもの年齢や発達段階に合わせたものでなくてはならない．乳幼児は形式ばらない，しかも注意深く計画された遊びを通した音刺激に良い反応を示す．というのは，除去しなくてはならない誤った構音操作や構音点が確立されていない状態で，正しい構音操作を学ばせることができるからである．生まれて間もない新生児に対するセラピーは，良いモデルと刺激を親が提供できるようにする，親への指導が主であろう．訓練内容を構造的にして効果があらわれるのは，子どもが直接的訓練の理解ができるようになる頃，すなわち，おおむね 3 歳か 4 歳頃である．

誤った通説その 18：すべてのスピーチセラピーはどれも同じである

　残念ながら，すべてのスピーチセラピーはどれも同じではない．2 年ないし数年間にわたりスピーチセラピーを受け，わずかな，あるいは，ほとんど進歩がないままという患児がいるからといって，希望を捨ててはいけない．治療のゴール設定が適切であっても，わずかな改善しかみられないのであれば，他のアプローチによる訓練方法に切り替えるか，あるいは訓練頻度を上げるなどしなくてはならない．

誤った通説その19：様子をみましょう，成長に伴いなくなるでしょう

　口蓋裂言語は発達上の障害ではない．口蓋裂言語のパターンが定着した子どもの構音障害を自然治癒させることはできない（Phillips, 1990）．さらに声門での構音パターンを一度獲得した場合において，時間は敵である．訓練開始の遅れは正しい構音を獲得するハードルを上げてしまいかねない．

誤った通説その20：SLPは口蓋裂児の訓練を行うにあたり，高価で特殊な機器を持たなくてはならず，それは予算を上回る

　派手で高価な機器は必要ではない．必要なものは，SLPの訓練室に普通にあるものばかりである．たとえば鏡や舌圧子，テープレコーダー，絵カード，各年齢の子どもたちの動機づけに用いる玩具やゲームである．

第3章
どのようにして言語音は産生されるのか
…何が誤り音になるのか

　口蓋裂を持って生まれた子どもは，不正咬合や聴力障害などの解剖学的あるいは医学的な諸問題に関連して発話の問題を呈することが多い．彼らはまた，口蓋裂を持たない子どもにもみられる，音韻性・発達性の構音障害を呈することもある．SLPにとって大きな困難を引き起こしそうな発話の障害は，VPIや口蓋瘻孔に関係している．これらによって引き起こされる構音障害を理解する上では，正常なスピーチ産生のメカニズム，また口蓋裂の存在がどのように負の影響を与えるのかを理解することが必要である．

1. ことばの生成：声道における弁

　声道は，肺からの呼気流を調整する管であると考えることができる（図3-1）．声の特徴（特色）は呼吸系統（強さや高さ）や喉頭（基本周波数やピッチ）で作られる．われわれは一般的に声道は音色を修飾するものであると概念化しており，声道の役割は，声が特色づけられた後の信号に共鳴特性を課するものだとしてきた．構音における声道の役割はしばしば見過ごされてきた．この系統には呼気流や空気圧を修飾する，3カ所の原始的な収縮空間が存在する．最も下方の空間は，声門レベルでの第一次活動である喉頭「弁」である．これは，呼気流の源である肺に最も近い弁である．声帯が外内転することで，喉頭弁となる声門のサイズを多様に変化させる．舌根部は，喉頭付近に付着しており，英語以外のいくつかの他の言語においては，構音時の弁機能の役割を担う．英語においては異なる音素の舌音は口腔内で産出されるが，それについては後述する（訳者注：日本語においても舌根を使用して産生する音は特別な状況の場合以外には存在しない）．

　声道の上方には，次の主要な収縮と，呼気流の調整を行う鼻咽腔があり，これは口腔咽頭と鼻咽頭を連絡させたり，分離したりする．これらの弁については，収縮「箇所」ではなく「空間」と記述してある点に留意されたい．鼻咽腔閉鎖は2次元の平面で起こるわけではない．鼻咽腔閉鎖には高さ，幅，深さがあり，これは時間と空間を経過して行われる．

　鼻咽腔「弁」は，軟口蓋の挙上／収縮，全体的あるいはPassavant隆起にみられる部分的な咽頭後壁の前方への移動，咽頭側壁の内側への動きによって調整されている．これらの各部位が接触し，声道の一部である鼻腔へ空気が抜けるのを阻止する時に鼻咽腔は閉鎖する．

第3章 どのようにして言語音は産生されるのか…何が誤り音になるのか

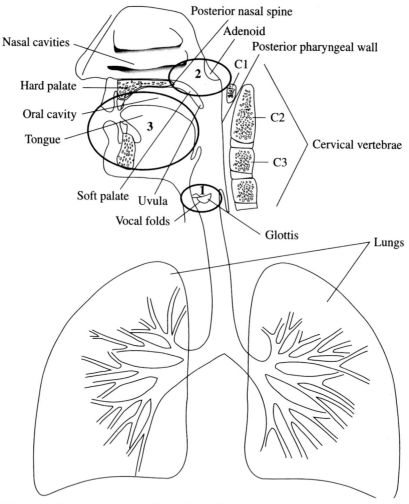

図3-1 声道は，3つの主な箇所で，肺から排出された呼気が口腔あるいは鼻腔に到達するまでに，様々な修飾を加える弁の役割を担っていると考えられている．
弁1：喉頭位にある声門．弁2：鼻咽腔．弁3：口腔（口唇／舌尖あるいは舌背の動きにより弁の役割をする）．
図は（Golding-Kushner, K. J.（1997）Cleft lip and Craniofacial anomalies and velopharyngeal insufficiency. In C. Ferrand, & R. Bloom（Eds.）, Introduction to neurogenic and organic disorders of communication；Current scope of practice（pp.193-228）. Boston：Allyn & Bacon. より転載）．

　3つめの，声道における主な収縮の部位は，口腔「弁」である．呼気流は舌，下顎，口唇の動きや歯によって調整（制御）されている．なんの妨害（障害）もなしに空気は放出され（母音・半母音構音時），また呼気は制限され（摩擦音），あるいは阻止される（破裂音）というように，呼気流の放出には様々な方法で調整（制御）がされている．
　Warren（1986）は，一連の弁の働きは，圧の変化によって行われていると報告している．すなわち，この機能は，声道内で空気圧を調整しようとするシステムに基づいているというのだ．Warrenが唱える一連の弁機能モデルにおいては，声道のいずれかの

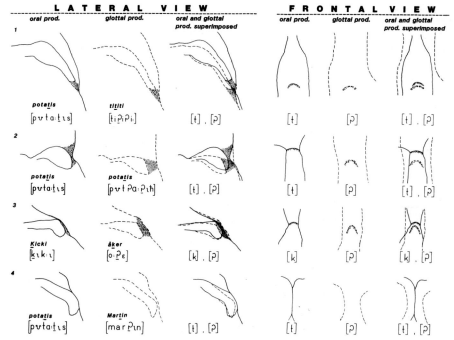

図 3-2 口腔での破裂音と声門破裂音産生時の，鼻咽腔の動きを VF の側方と前方からとらえた図のトレース．網掛け部分は咽頭弁の位置を示す．実線と破線が重なっている図は，口腔音産生時（実線）と声門音産生時（破線）の鼻咽腔の動きを違いを示し，声門破裂音産生時は，鼻咽腔閉鎖が不全である様子が分かる．
図は，(Henningson, G. E., & Isberg A. M. (1986). Velopharyngeal movements in patients alternating between oral and glottal articulation: a clinical and cineradiographical study. Cleft palate Journal, 23, 1-9 より転載)．

部分で圧が低下することで（これを VPI という），声道の他の部分で圧を高める（たとえば，声帯で圧を高める場合は，声門破裂音の産生となる）．声門破裂音産生の構音運動と鼻咽腔の動きの関係に関する研究において，この意見は支持されている（Henningsson & Isberg, 1986；Hoch et al., 1986；Shprintzen, 1990；Ysunza et al., 1992；Golding-Kushner, 1989, 1995）．この研究の中で，声門破裂音を呈する口蓋裂や VPI を持つ子どもを，VF や鼻咽腔ファイバースコープを用いて検査を行った．その中で，彼らの咽頭側壁の動きの弱さ，あるいは動いていない様子が認められた．そこで，構音点の修正や，口腔子音の産生のための呼気調節の短期間のスピーチセラピーが行われた．その後，患児らに再検査を行った結果，ほとんどの子どもに VPI は残存していたが，咽頭側壁の動きは明らかに向上していた（**図 3-2，3-3**）．この結果は，次に挙げる Warren のモデルを説明し得る．鼻咽腔の弁（弁 2）における空気圧の低下のために，より下位（後位の）の部分である呼気流源への閉鎖部分となる声帯（弁 1）において呼気の停止が行われる．一度，収縮すると口腔（弁 3）を収縮させる必要はなくなる．よって構音器官（口唇や舌）の動きは省略される．さらに，声門からの呼気流率と呼気圧が変化し

第3章　どのようにして言語音は産生されるのか…何が誤り音になるのか

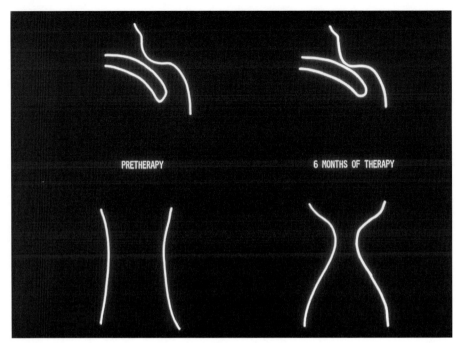

図3-3　言語訓練開始前の声門破裂音産生時の，側方と前方からVFでとらえた画像のトレース（左）．訓練開始6カ月後の，正しい口腔音産生時の画像のトレース（右）．

ているために咽頭周壁付近の全体的な動きも減少する．構音訓練を行った患児は，弁3（口腔）を正しく使用し，弁1（声帯）の過剰な使用をしないように教えられると，不完全ではあるが，弁2は多くの場合において動きが増加した．異常構音の獲得と定着には，誤学習が主要な役割を担っていることは明らかである．

　有声音を産生する声帯振動を保持するには，声門下の空気圧（声門下圧）は声門上圧よりも高くならなくてはならない（Borden & Harris, 1980）．よって，鼻咽腔と声帯運動の協調関係は声道内のボリュームと内圧を調整すると同時に有声音を産生する役割を担っている．これは，VPIや声門破裂音を呈する患者の多くがなぜ無声子音よりも有声子音の産生に困難を示すかの説明がつく．声門破裂音を修正するためにスピーチセラピーを受ける子どもは，無声破裂音よりも有声破裂音を産生することに困難を示す傾向にある．後述するが，ほとんどの例において，無声破裂音と無声摩擦音は，スピーチセラピーにおいて有声破裂音，有声摩擦音の練習を行う前に導入されていなくてはならない．

訳者注：日本語においては，有声子音よりも無声子音に声門破裂音が認められるという報告（相野由紀子，山崎広子，川合緑；口蓋裂患者の声門破裂音—無声子音と有声子音における出現の比較，聴覚言語障害 10（1）：31-35, 1981）や，有声子音の産生の方が困難を示さない（無声子音の産生の方が困難）との報告（Dnane C. Spriestersbach, Frederic L. Darley, Verna Rouse；Articulation of A Group of children with Cleft Lips And Palates, Journal of speech and Hearing Disorders 21（4）；436-445, 1956）もある．

2. 誤り音の分類

　発話の誤りには発達性，音韻性，必然的，あるいは代償性のものがある．代償的な誤りは適切に動かない機能を便宜上補うために起こる．誤り音を正しく分類することは，治療のゴールや，他の治療様式の応用を決めるための基本である．

1）発達性構音障害

　発達性の誤り音とは，正常発達の早期段階にみられるのと同様の誤りである．発達性の誤り音は，置換，歪みあるいは省略である．置換の例としては，rのwへの置換（"rabbit"が"wabbit"になる）と歯間音化である（日本語では一般的な誤りではない．日本語における発達性の誤り音としてさ行がた行，か行がた行などが挙げられる）．こういった種類の誤り音は構造的な異常とは関係がなく，VPIや口蓋裂を持たない子どもと同様の治療を行わなくてはならない．発達性の構音の誤りとVPIには相互関係はない．外科治療や歯科治療は発達性の誤り音を修正するのには適当ではない．しかし，特定の音の治療のタイミングを決めるのには影響を及ぼすだろう．たとえば，多くの2・3年児は，音の修正には学校のSLPが担当する．発達的な観点から，歯間音の修正をこの年齢で行うことは適当である．しかしながら，子どもが歯科矯正治療中であり，舌位を正しく保持するのに困難をきたす上顎拡大装置を装着している場合は，歯擦音の訓練は，装置が外されるまでは延期されるべきである．構音訓練が他の音にも必要なのであれば，その音から取りかかればよい．言い換えれば，仮に誤り音が通常の発達性のものである場合でも，構音訓練を行うタイミングは，外科的あるいは歯科的な治療に影響されるのである．

2）音韻性の誤り音

　音韻性の誤り音は，音声学的なものではなく言語学的なものであり，口蓋裂に関連する音声学的な誤り音よりも，高次のレベルからの指令の問題を反映している．音韻論の理論は，メタ言語的あるいは心理学的な構造概念に属しており，言語生理学に属するものではない（McWilliams, Morris, & Shelton, 1990）．口蓋裂児は，発達性の誤りと同じように，音韻性の誤りを呈することがある．音韻性の誤りには，子音の調和（同化：語中にある子音を，同じ語中にある他の子音と置換をするというもの：たとえば，「hammer」が「mammer」となる）を含む．いくつかの研究では，口蓋裂児は音韻性障害を呈しやすいといわれている（Powers, 1990；Chapman, 1993；Pamplona & Ysunza, 1999a）．また，他の研究では，口蓋裂に関連する音声学的な誤りが，子どもの音韻システムに同化することで，音韻障害へと発展していくと報告している（Chapman, 1993；Pamlona & Ysunza, 1999a）．これは，VPIや口蓋裂が治療された後も異常構音が自然治癒しない

説明になり得る．誤り音が自然治癒しないのは，誤りは誤学習により獲得され，そして個人の語音産生様式に組み込まれていくかららしい．生理学的な原因による誤り（代償的な誤り）と，語尾子音の省略などの生理学的な理由によらない誤りとを判別できなければならない．明らかに生理的ではない音韻性の誤りは，口蓋裂によって生じるものではないので，別個のものとみなされるべきである．

　音韻についての仮説を立てる前に，子どもの発話の音声パターンを詳しく検査することは必要不可欠である．これは，適した治療を選択する際に非常に重要である．SLP が陥りがちな罠に，声門破裂音を誤って分類する，というのがある．口腔子音の代わりに声門破裂音へ置換している場合，SLP は誤って，その子どもが「声門への置き換え」という「音の実現方法」をとっているのだと誤って結論づけることがある．この結論づけによると，潜在意識的に，声門破裂音を産生するという「決定」は，言語学的過程で下されているということで，子どもが文章の中で特定の順序に語を並べるのを「決定」するのと同じということである．しかし，声門破裂音への置き換えは生理学的過程における誤りであり，これは発話の運動企図の変更によるものである．すなわち，運動の変更であり，認知的企図を変更したものではない．空気圧を声道内に保持することと，鼻咽腔ならびに口蓋から呼気が漏出する以前に音声にすることの両者を目的にとられる運動の変更なのである．生理学的過程における誤りは強化され，定着し，繰り返されるが，これは言語学的過程の変更ではない．詳しくは後述するが，これが音韻分析と音韻に基づいた訓練方法が口蓋裂言語を呈する子どもへの訓練として不適切である所以である．

3. 口蓋裂言語

　「口蓋裂言語」とは特に口蓋裂ならびに VPI に関連する特徴的な発話のことであり，通常は開鼻声や，VPI によって生じる呼気鼻漏出による子音の歪みや異常構音を指す．

　開鼻声は構音の誤りではない．これは，母音が過度に鼻腔共鳴したもので，呼気鼻漏出と同じではないが，多くの場合は呼気鼻漏出と関連がある．通常は VPI によって起こるが大きな口蓋瘻孔も関与している．前方部の口腔と鼻腔が交通していることが原因で瘻孔は直接的に開鼻声を引き起こし得る．また瘻孔があることで鼻咽腔の動きは悪くなり，間接的に開鼻声を引き起こすこともある（**図 3-4**）(Isberg & Henningsson, 1987)．「口蓋裂言語」の特徴が残存する原因は，必然的なものや，ある時は誤学習によるものがある．

1）必然的な誤り

　必然的な誤り音は，器質的ならびに生理学的な欠陥の直接的な結果による発話の間違いである．これはスピーチセラピー適応のものではない．そういった原因による誤り音

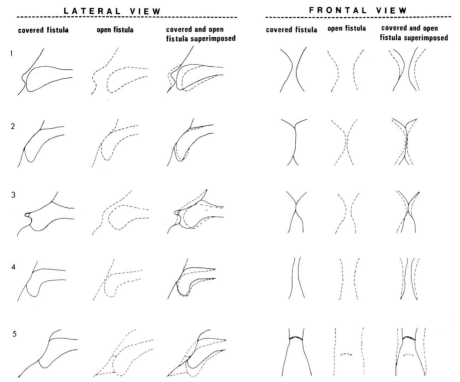

図 3-4 口蓋裂瘻孔閉鎖時と開放時の，前方破裂音産生における鼻咽腔の動きを VF の側方と前方からとらえた図のトレース．瘻孔閉鎖時（実線）と瘻孔開放時（破線）を重ねた図から，瘻孔閉鎖時には鼻咽腔の動きがよくなっている様子が分かる（Iseberg A.M., & Henningsson G. E. (1987). Influence of palatal fistulas on velopharyngeal movements：A cineradiographic study. Plastic and Reconstructive Surgery, 79；525-530 から転載）．

は，原因が修正されれば自然となくなるものである（Philips & Kent, 1984；Golding-Kushner, 1991, 1995）．必然的な誤りには，呼気鼻漏出，鼻雑音，口腔内圧低下による子音の弱音化，口蓋瘻孔や不正咬合に関連して起こる特定音の歪みなどが含まれる．

　呼気鼻漏出は器質的な原因で起こる呼気の鼻腔への「受動的」な流入，鼻孔からの流出のことである．呼気鼻漏出は無音である場合と，可聴性のものとがあり，多くは高い口腔内圧を必要とする子音産生時に認められる．無音性の呼気鼻漏出については，小さな鏡（鼻息鏡）あるいは聴診器を鼻孔下に当てることで確認できる（**図 3-5**）．可聴性の呼気鼻漏出は，空気が破裂したような音，あるいはしっかりとした空気が流れる音が発話中に聴かれる．呼気鼻漏出は VPI が存在する場合は必然的に認められる．もし，VPI を呈するが呼気鼻漏出が確認されない場合は，鼻部に何らかの障害物があることが考えられる．VPI であれ口蓋瘻孔であれ，原因がなくなれば呼気鼻漏出はみられなくなる．

　鼻雑音は，偏寄した鼻柱隔あるいは鬱血した部分を通過して出される呼気鼻漏出のことであり，木の葉がサラサラ鳴るような音を立てる．鼻雑音は通常，高い口腔内圧を必要とする子音を産生する破裂の時に発生する（破裂音，摩擦音，破擦音）．

第3章　どのようにして言語音は産生されるのか…何が誤り音になるのか

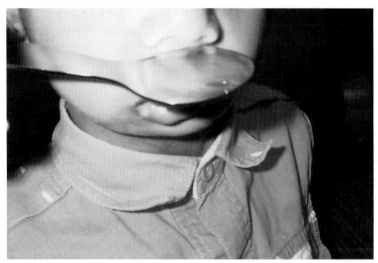

図3-5　小さな鏡を鼻孔下に置くことで，発話時の呼気鼻漏出を確認することができる．呼気鼻漏出がある場合は，鏡が曇る．

　口腔内圧減少は子音の弱音化を引き起こす．破裂音，摩擦音を含む口腔内圧を必要とする子音を産生するために，空気圧は口腔内の狭め点，あるいは構音点の後方で高められる．この時に空気がその位置から，VPIあるいは口蓋瘻孔が原因で後方へ流れることで，口腔内圧は減少し，次に子音の弱音化が引き起こされる．これらの子音は，鼻孔を閉鎖すると明らかにしっかりとした音になる．なぜならば，もともと音は正しく産生されているのだが，鼻腔に空気が流れる結果，空気圧が減少するために，強い音を産生するのに必要な口腔内圧を確保できないことが原因だからである．口腔内圧減少は，圧を必要とする子音の産生時に検出される（破裂音，摩擦音，破擦音）．これは，母音や半母音などの高い口腔内圧を必要としない音の産生時には顕著ではなく，特に鼻音産生時には認められない．この症状は，穴から空気がゆっくりと抜けて行くことで空気圧が下がり，能率が下がる車のタイヤと似ている．タイヤは動くが，空気がたくさん入った状態よりも能率は低くなる．弱音化した子音は，子音産生に必要な口腔内圧が十分獲得できない場合に認められる．原因の一部は，受動的な呼気鼻漏出を引き起こすVPIや前方部の大きな口蓋瘻孔であり，時には話者は，やわらかい印象の話し方をしたり，あるいは構音操作上の接触を軽くして，意図的に呼気鼻漏出を減少させたりする．
　不正咬合やその他の歯科的異常についても，必然的な発話の誤りを呈する．たとえば，顎裂部が未手術であり，裂部には歯がない状態の患児であれば，正しい舌位をとり口腔の呼気流を産生するであろうが，歯間の大きなスペースの存在により，歯擦音の歪みを避けることはできない．
　必然的な誤りは解剖学的な異常のみから生じるわけではない．患児が上顎装置を装着している場合，彼らは/s/を産生するのに正しい舌位をとることは不可能である．なぜ

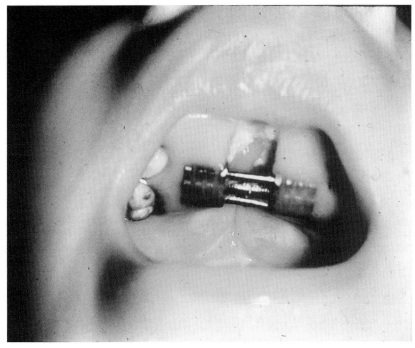

図3-6 写真の上顎拡大装置は，正しい構音点で前方音を産生するのを阻害する矯正装置であり，必然的に歯擦音が歪んでしまうことが多い（Shprintzen R. J., & Vardach J. (Eds.) (1995). Cleft palate speech management；A multidisciplinary approach (p.323). St. Louis, MO：Mosby. から転載).

ならば矯正装置によって物理的に障害されるためである（**図3-6**）．このような場合，歯擦音の歪みは必然的であり，訓練は，装置が除去されるまで延期されるべきである．一方では，装置が挿入される以前に誤り音が修正されていたのであれば，装置により一時的に必然的な誤りが生じるが，装置が除去されれば一般的には自然に正しい発話パターンへと戻る．しかし，すべての発話の誤りを，もともとの解剖学的な異常の存在・残存によるものであるとみなし，必然的な誤りであると決めつけることは避けなければならない（訳者注：歯科矯正治療と構音訓練の進め方については矯正歯科医との協議が必要).

2) 代償的な誤り

代償的な誤りには便宜上認められる誤りと，そうでないものとの二種類がある．便宜的な代償は「代償適応」と呼ぶことができる（Golding-Kushner, 1995）．通常，もう一方は一般的な用語で「代償的な誤り」と呼ばれている．

(1) 代償適応

代償適応には，器質的異常が存在するなかで，ある音にできる限り似通わせて作られる音を含む（Golding-Kushner, 1995）．ある音は，同じ器質的異常を持つ多くの患者に

同様にみられ，ある音は患者が極力似た音に近づけようとする独創的な方法で作られる．これらの音は一般的に，産生された音が視覚的には正しくないとしても，聴覚的には目標音に限りなく近いか，あるいはそのものに聞こえる．代償適応の例は，使用する構音器官の逆転と変更である．

　構音器官の逆転は，話者が重度のClass Ⅲ不正咬合で，唇歯音の/f, v/を正しく産生することができない時に起こり得る．話者は，この不正咬合のために上唇と下顎前歯を，下唇と上顎前歯の使用の代わりに使用して，結果，上下が逆転する状態で音を産生する．通常この音は聴覚的には正しいが，視覚的には誤って見える．

　時に話者は違う構音器官を使用して音を産生する．たとえば，切歯骨挺出や，重度の切歯骨突出の場合は口唇閉鎖を妨げられ，/m, p, b/などの両唇音の産生が不可能となる．話者は/p, b/を唇歯破裂音へ置き換え，唇歯鼻音に/m/を置き換える．話者は概して上唇の存在を無視する．この構音操作は，上唇を使用しないというよりも，上唇の運動の弱さであると誤って評価される可能性がある．話者は円唇母音や半母音/w/の構音はできるはずであり，患児がその音の構音もできないようであれば，代償適応のための操作であるという考えは捨てなくてはならない．むしろ，それは避けられる誤り音であると認識し，構音訓練で修正されるべきである．

　場合によっては，口唇形成が非常に不良で，明らかな口唇の器質的欠失がみられることがある．この場合も，両唇音が唇歯音化することがある．この状況では，構音点を変えることは代償適応として成功している（**図 3-7**）．幸いにして，このような非常に好ましくない外科手術の結果はめったに起こらない．

　代償適応は，器質的問題が修正されると自然に消失する場合と，そうでない場合があるが，正しい構音点使用が可能になるまでは，論理的かつ適切な方法かもしれない．実際にいくつかの症例においては，器質的管理が始まるまでこれらの代償を教えることで発話明瞭度は上がった．必然的な誤りとは異なり，代償適応は器質的欠失が修正された

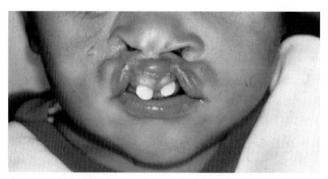

図 3-7 上唇の著しい欠損と上顎の突出が認められる．この二つの条件は口唇閉鎖を阻害する．そのために，両唇破裂音の代償に唇歯破裂音を用いることで，聴覚的な誤りではなく，視覚的な印象に問題が起こる．

後も自然消失はしにくく，追加の構音訓練が必要となる．この場合においてのみ，構音訓練は2倍の期間を要する．

(2) 視覚的な歪み

Van Riper（1972）は，「発話自体が注意をひいたり，コミュニケーションを妨げたり，心理的適応に影響を与える場合に発話に問題があるとする」としている．言い換えれば，発話が人目につき，不明瞭あるいは聞き心地が悪いと感じられる場合に，発話障害が存在するということである．前述の代償適応は，正しい音には聞こえるが，視覚的には異常な発話である．/v, f/の唇歯逆転のような適応構音は，発話がどのように見えるか，という視覚的な印象に影響を与える．これらは，視覚的な歪みと言われる．しばしばVPIの患者にみられる鼻渋面もまた視覚的な印象に影響を与えるが，どのように聞こえるかには影響を与えない（図 3-8）．視覚的歪みのうちでも，歪みの原因が除去されれば自然と治るものもある．よって，視覚的な歪みを治療するのか，あるいは様子をみていくのかの決定は，構造的異常の重症度や，正しい構音器官が使用されているか否かを考慮する必要がある．仮に子どもが，唇歯逆転などの誤った癖を確立してしまったら，身体的管理の後にさらなる治療が必要となるかもしれない．もし鼻渋面のような見かけ

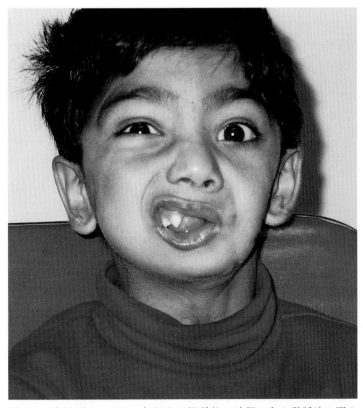

図 3-8 鼻渋面は，VPIに起因する視覚的に確認できる発話時の歪みである．この問題は通常，VPIが改善されれば，言語訓練を行わなくとも改善できる．

上の歪みを生じる場合は，通常は VPI の管理の後に自然と修正されるもので，訓練は必要ではない．

(3) 口蓋裂言語と代償構音による誤り

「代償」とはステッドマン医学事典によると（1976）「個人が，架空のあるいは現実の欠損を補おうと試みる無意識の機制」と定義づけられている．一般的に，口蓋裂言語において「代償」とは，声門破裂音，Nasal snort[*1]，咽頭摩擦音，咽頭破裂音，Mid-dorsal palatal stop である（他の章では「異常構音」あるいは「異常代償構音」と統一をした）．最初の 2 つは通常 VPI に関連するといわれるもので，咽頭破裂音と咽頭摩擦音は VPI と口蓋瘻孔に関連するといわれ，最後の Mid-dorsal palatal stop は，口蓋瘻孔のある患児によくみられるといわれている．これらすべてを「代償」と分類すると少なくとも 2 つのジレンマが生まれる．その一つは，代償による誤り音はすべて口蓋裂に関連するものであるが，根本的な器質異常は，瘻孔であったり VPI であったり，と異なる点である．もう一つは，これらの音は発話明瞭度を重度に障害するために，結果的には代償できていない点である．他の状況で欠損部位を「代償」しようとする時，うまくいかなければ，その方法は変更される．たとえば，片手の機能を失った人が，機能残存する他方の手で物事を遂行する．発話の例では，重度のクラスⅢの不正咬合を有する話者の唇歯逆転がそれにあたる．代償による誤りは呼気流に狭めを作っているが，良い発話を産生するという点では機能していない．よって，これらは本来は「不適切な代償による誤り」と言わざるを得ない（Golding-Kushner, 1995）．

声門破裂音は声帯の急激な内転と解放によって産生される不適切な代償構音である．これは通常，破裂子音の置き換えとして産生されるが，他の種類の子音にもみられる．声門破裂音はある言語においては音素として存在し，英語においても方言では用いられる（Bottle が /baʔl/ と発音される）．本章の冒頭で既述のとおり，鼻咽腔ファイバースコープや VF を用いた検査において，声門破裂音の産生時では一般的に鼻咽腔は最小限の動きしか伴わず，側壁の動きは特に乏しい（図 3-2，3-3）．

Nasal snort は不適切な代償構音であり，これは，話者が呼気を鼻孔から無理やり流出させ産生する．通常，歯擦音と摩擦音が置き換えられる．Nasal snort は呼気鼻漏出とは，鼻孔を閉鎖することで簡単に区別できる．誤りが呼気鼻漏出なのであれば，子音部は正しく産生される．しかし，誤りが Nasal snort である場合，鼻孔を閉鎖すると音が出ない，あるいは軟口蓋音に置き換えられる．これは意図的に呼気の出口である鼻孔が閉鎖されるからである．多くの場合，呼気鼻漏出は必然的な誤りであるが，Nasal snort はそうではない．Riski は，Nasal snort を記述する際，あるいは後方鼻咽腔摩擦音[*2]と区別するために「前方鼻咽腔摩擦音[*3]」という用語を提唱している．Nasal

---

訳者注：[*1] 日本の異常構音の分類にはないため，原著の通り英語表記とした．また Nasal snort は米国でも現在は使用されていない用語であり，Riski が提唱した「前方鼻咽腔摩擦音」が一般的である．

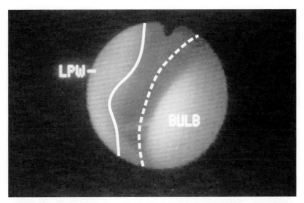

図 3-9A 大きなバルブ型発話補助装置を装着した，体の大きな患者の鼻咽腔ファイバースコープの画像．安静時は，咽頭側壁（LPW）はバルブにほぼ接触している（安静時のLPW縁は破線）．Nasal snortを産生時は，呼気を鼻腔へ送りこむために，LPWは外側に向かった動きを見せる（Nasal snort 発話時のLPW縁は実線）．(Golding-Kushner K. J., Cisneros G. & LeBlanc E. (1995). Speech bulbsより. R. J. Shprintzen & J. Bardach (Eds.), Cleft palate speech management : A multidisciplinary approach pp.352-363). St. Louis, MO : Mosby. より転載).

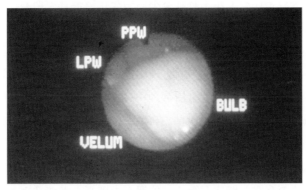

図 3-9B 同じ患者の図．正しい/s/産生にバルブの回りを完全に閉鎖するために，軟口蓋と，咽頭後壁（PPW），咽頭側壁（LPW）は内側へ動いている．

snortは通常は視覚的な歪みである鼻渋面を伴う．声門破裂音は最小限の鼻咽腔の動きが特徴的である旨を前述した．発話時に鼻咽腔が咽頭弁あるいはスピーチバルブによって，論理的には完全なる鼻咽腔閉鎖されている場合でも言える．それに比して，Nasal snortでは鼻咽腔閉鎖運動の欠如あるいは咽頭側壁の外側への動きが認められる．たとえば図3-9は，スピーチバルブ装着時の咽頭がほぼ完全に閉鎖されている状態を鼻咽腔ファイバースコープで観察したものである．歯擦音がNasal snortになっている場合，軟口蓋と鼻咽腔側壁はバルブの方向ではなく，逆の方向へ動く（図3-9A）．外側への

第3章　どのようにして言語音は産生されるのか…何が誤り音になるのか

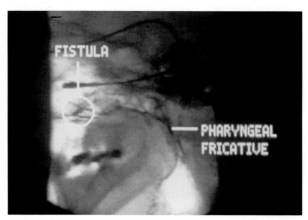

図3-10　側方からみたVF画像である．舌が口蓋瘻孔の後方へ後退して，代償構音である咽頭摩擦音が産生される．

動きは呼気流を鼻腔から排出するためには必要な動きであり，話者は意識的に外側方向へ動かすのである．本書に記す方法で数分間セラピーを行うと，話者は口腔で/s/を構音し，スピーチバルブに向かう正常な咽頭側壁の動きが認められた（図3-9B）．

後方鼻咽腔摩擦音[*2]は，軟口蓋摩擦音あるいは鼻咽腔摩擦音とも呼ばれる，軟口蓋と咽頭後壁の間に狭めを作って産生される不適切な代償構音である．通常この音は，歯擦音や摩擦音の置き換え音として出現する．

咽頭摩擦音は，声道あるいは舌根部と咽頭で狭めを作り産生する摩擦音である．通常は摩擦音を置換し，VPIと口蓋瘻孔の両方に関連があると言われている（図3-10）．

Mid-dorsal palatal stop とは，舌を口蓋の中央部に接触させて産生する子音であり，軟口蓋音である/k, g/よりも構音点は前方にあり，/t, d/よりも構音点は後方にある音のことである（Trost, 1981）．Trostは，聴覚的には/t/と/k/，/d/と/g/の境界線はほとんどないと指摘している．この種の誤りはVPIを呈する話者に起こりやすいが，それよりも，口蓋瘻孔の存在と関連が深く，破裂音の構音点が瘻孔よりも後方になるのである．瘻孔より後方で中舌背により呼気を止めることは，瘻孔より前方部で行うよりも，より口腔内圧を高めることができるからである．

喉頭摩擦音は不適切な代償構音で喉頭レベルの摩擦によって産生される音である．通常は摩擦音が置換する．これは，構音点の観点からすると声門破裂音と同様な摩擦音である．

訳者注：[*2] 後方鼻咽腔摩擦音：舌で呼気流を止め，軟口蓋を咽頭後壁に近寄らせて摩擦音を鼻咽腔で産生する．
　　　　[*3] 前方鼻咽腔摩擦音：舌で呼気流を止め，鼻腔へ流し鼻腔前方で狭めを作って摩擦音を鼻腔前方で産生する．

4. なぜ誤り音が起こるのか？

　発話の誤りはどこからくるのかという質問への答えは，誤りの種類によって異なる．口蓋の形態に異常のない子どもと同じように，発達性の誤りの原因は，口蓋裂のある子どもにも説明できない．発達性の構音の誤りは，通常は発話に用いる小さな筋肉の制御が未熟であることのあらわれである．

　必然的な誤りというのは，根本にある解剖的，器質的，構造的な欠損に直接に関連している．これは，一時的でも欠損部分を除去することで明らかになる．たとえば，もし話者に口蓋瘻孔があり，呼気鼻漏出があるならば，柔軟な歯科用ワックスあるいはチューインガムを瘻孔部分に詰めて呼気鼻漏出を再度検査する．そこで呼気鼻漏出が認められない場合は，その話者の呼気鼻漏出は口蓋瘻孔の存在により生じていたといえる．

　適応は，解剖学的な欠損から直接的に追跡できるが，これらは必然的と呼ばれる誤りとは異なる．というのは必然的な誤りとは，解剖的にそれが改善されれば自然治癒されるが，適応の誤りというのはそうではない．必然的誤りは音の歪みという形であらわれるが，適応による誤りとは，構音点，あるいは使用する構音器官が変更される．そして，話者はこれらの変更に慣れてしまい，器質的欠損部分が修復されても自動的に本来の正しい構音操作に戻ることはない．よって，必然的誤りの場合は構音訓練を必要とはしないが，適応的な誤りというのはおそらく訓練が必要となるであろう．

　不適切な代償による誤りの原因は，いまだ少ししか解明されていない．不適切な代償による誤りは，口蓋が開いた状態あるいはVPIのある乳児が音を産生するのが，実行可能な声道のどこかの場所でしようとするからではないか，との仮説がたてられている．開放状態の口蓋，あるいはVPIがあると，強い空気の「爆発」（以下「破裂音」）をさせることができない．破裂音は，口腔内圧の減少により歪み，喃語を話す乳児に聴覚的な刺激としてフィードバックされない．乳児は自分の声道の限界について，生後4カ月までに認識すると言われている（Morley, 1972；Lynch, 1986）．また，弱くなった破裂音は，乳児の両親には破裂音としては認識されず，親によって通常は与えられる強化刺激が乳児には与えられない．乳児の音遊びの中で，仮に声門破裂音を産生し，それが喃語すべての中でみられる場合，他の音の「爆発」についてもこの誤った音を使用することを学習してしまう．もちろん，一度音が作られれば，他の構音器官の使用は必要がなくなり，発話中の舌や口唇の不使用が誘導されるのだ．声門音は強化され，そしてその習慣も強化される．結局のところ，大人の反応を得るための乳児の知的で賢明なストラテジーなのだ．というのは，声門破裂音は英語の中では音素として存在せず，その音は多くの乳児の音レパートリーからは早期のうちに消失する．しかし，口蓋裂を有する乳児の中には，声門破裂音が選択的に強化され，減少した空気圧への対応策となるの

である．両親は声門破裂音を口腔音として知覚し，他の鼻音化している口腔音を強化することはないであろう．なぜならば両親がその鼻音化した音を口腔音であると認知していないためである．なぜ，VPIを呈するある患児は弱い口腔内圧で満足し，またある患児は声門破裂音を発達させていくのかは，現時点では答えられない．しかしながら，不適切な発話の誤りは，必然的な誤りを減らす，あるいは回避しようとした結果であろう．次の症例は，声門破裂音が知らず知らずのうちに強化され，口腔子音の代わりの音として定着する可能性を示す．

1）どうやって子どもは声門破裂音を学習したのか？

多くの子どもと同様に，ティファニーは音声遊びを始めた．/m/は出現する最初の音の一つで，彼女の喃語は［mamamamamamama］の連鎖を含むものから始まった．とても興奮して彼女の母親は，この一連の音のつながりに意味づけをした．「"ママ"って言っているわ．」そこでティファニーは［dadadada］と言おうとしたが，それは［nana-nana］という音であった．なぜならば，未手術の口蓋は開いた状態であったからだ．彼女の両親は，次のことばは「Dada（パパ）」だろうと確信していた．そして彼女のことばを期待を込めて見守った．ある日，ティファニーの喃語の中に声門破裂音が現れた．多くの子どもが音声遊びをするように，ティファニーは［æ-æ-æ-æ-æ-æ］と言った．両親はこれは長い間待ちわびた［dadadada］であると理解し，非常に喜んだ．赤ちゃんティファニーは彼女の大好きな2人の人間からの注目と笑顔が嬉しくて，もっと笑顔やこちょこちょやキスをしてもらえる［æ-æ-æ-æ-æ-æ］を繰り返した．父親と母親は「"パパ"っていたわ，ティファニーバンザーイ!!」と繰り返した．残念なことに，この一連の両親の反応によって声門への置き換えには意味が与えられ，ティファニーは肯定的な注目と強化を受けることで，声門破裂音がレパートリーの一部となり，しっかりと定着する結果となった．

5. 構造と機能の関係

必然的誤りの症例において，解剖学的構造（器質）と発話の誤りの両者には明らかに直接的な関連性がある．鼻咽腔の弁がしっかりと閉鎖しないと，呼気は鼻腔へ漏れる．適応でもその関連性は通常は明らかである．切歯骨が突出している場合，両唇閉鎖は阻害されるので，/b, p/を産生するために上顎と下唇で破裂音を作る．しかし，構造上の異常が必ずしも，構音の誤りの原因であったり，訓練実施を不可能にしているわけではない．重要なことは，これらの誤りを器質異常によるものであるとする前に，発話の誤りを丁寧に分析するということである．はじめから誤りが，かつて存在したあるいは現存の器質異常によって引き起こされていると仮定するべきではない．それは仮に誤り

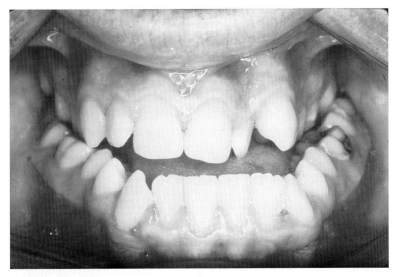

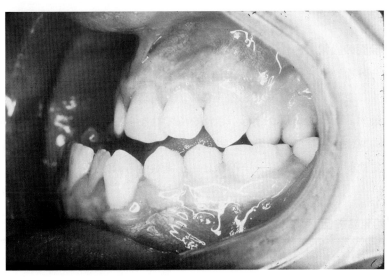

図3-11A・B Class Ⅲの反対咬合を前方から見た図（A）と側方から見た図（B）．この患者の異常構音は鼻咽腔構音であり，構音訓練によって治療されなくてはならない．しかし，前方の歯擦音の歪みについては，器質的に必然的なものであるために，反対咬合が修正されるまでは構音訓練による治療は見合わせなくてはならない．

音のもともとの原因が器質異常にあるとしてもである．たとえば，/s/を構音することができない重度のClass Ⅲ不正咬合を呈する患児（図3-11）を想像して欲しい．SLPはその誤りの本態について分析しなくてはならない．もし患児が歯間音化した音を産生しているのであれば，これは必然的な誤りと言える．逆に，誤り音が前方あるいは後方での鼻咽腔摩擦音である場合は，これは不適切な代償による誤りであり，不正咬合に直

接的に関連したものではない．概して，代償構音は器質異常に直接的には関連せず，医学的・歯科的治療とは別に，適切な構音訓練のみで修正できる．しかし，重要な注意点がある．不適切な代償の誤りは不正咬合などの器質異常がある場合でも除去することは可能であるが，セラピスト，患者ならびに患者家族が明確かつ現実的な治療ゴールを設定し，それを理解していなくてはならない．眼前のゴールは代償的な誤りの除去であるということを全員が認識しなくてはならないが，必然的とされる誤りは器質異常が修正されるまでは残存するだろう．これは，患児が正音産生を再度学習しなくてはならないということではなく，前述のように，必然的な誤りというのは器質異常がなくなれば自然治癒する傾向にあるからである．図3-11にある患児は口腔内で産生する/s/を学習し，Nasal snortは除去できたが，歯擦音の歪みについては不正咬合が治療されるまで残存した．代償的な誤りの治療と，必然的な誤りを解決することは鼻咽腔閉鎖機能を向上させる見込みがある．代償的な誤りより必然的な誤りの方が，発話の明瞭度は高く，聴覚的な違和感は少ないようである．

珍しい口腔顔面の異常

あまりみられない形成異常の患者は，特異的なことばの誤りの一因となり得る構造上の欠損を示すことがある．誤りが必然的なのか，適応的なのか，また不適切なものであるのかを評価するために慎重な分析がされなくてはならない．口腔顔面の異常と構音点／音声表出の関係が明確でない場合，誤りは代償的であるとみなし，正確な診断がなされるまでの短期間の診断的スピーチセラピーを実施するのが適当である．

6. 臨床的発話評価

口蓋裂患児が呈する代償的な誤りは生理学的な問題が根本にあるということをすでに述べてきた．よって，代償的な誤りは生理学的モデルを用いて分析をしなくてはならない．伝統的アプローチである，Place-manner-voicingパラダイム（構音点-構音操作-有声無声対立音パラダイム）を用いた音声分析が非常に適している．音韻分析は，より理論的な次元で音声システムを検証し，SLPが誤り音のパターンを認識しやすくするが，治療計画を立てやすくするわけではない．熟練したSLPであれば，基本的な構音検査や発話サンプルから特定のパターンを認識することができる．そういったSLPは，破裂音が声門破裂音に，あるいは語尾子音がよく省略されている，ということを明らかにするために，わざわざ他の検査をする必要はない．構音点，構音方法や有声無声の対立音の誤りを分析することで，生理学的な原因によるおおよその誤り音やそのパターン，また訓練対象とする音群が明らかになる．詳細は第9章にて述べる．

7. VPIと開鼻声

　VPIと開鼻声の重症度には直接的な相関はない．構音の正確性，開口度，鼻道の障害，声道の特徴，呼吸方法，発話努力や口蓋瘻孔などその他の多くの因子が，開鼻声の聴覚印象には影響している．よって，VPIの評価は，鼻腔共鳴の聴覚的評価のみから行えるものではなく，行ってはならない．空気圧測定装置やナゾメーターのような空気力学的装置や共鳴測定装置を用いることで鼻咽腔の活動性についてはわかるが，厳密なVPIの診断はできない．

　唯一のVPIの診断方法は，直接，鼻咽腔の動きを確認することである．発話中に妨害を受けずに鼻咽腔を視覚的観察できる方法として，最も広く用いられているのが，鼻咽腔ファイバースコープとVFである．検査では音声産生中の状態を観察しなくてはならない．なぜならば，治療のタイミングと種類（構音訓練，外科手術，補綴物）は，発話の誤りの有無，誤りの本態，一貫性，鼻咽腔の動きの一貫性をもとに鑑別しなくてはならないからである．

8. VPIが本当のVPIでない場合

　「特異的単音VPI」「特異的音響性VPI」「機能性VPI」「単独鼻咽腔摩擦音」あるいは「単独Nasal snort」の診断について特筆しなくてはならない．これらの用語は，話者がほとんどの音においては鼻咽腔閉鎖をしているにも関わらず特定の音（多くにおいては/s/）や，ある種の音（通常は歯擦音）については閉鎖をしない，という場合に用いられる．誤り音を含まない句の発話中の共鳴や呼気鼻漏出は，正常範囲内である．これらの誤りパターンを示す患者は，鼻咽腔の弁となる部分を構音器官として誤用している．これは，誤学習によって引き起こされる誤りであるが，前述の不適切な代償的な誤りとは異なり，鼻咽腔閉鎖機能の異常に関連するものではない．このような呼気の鼻腔流出は音の置き換えであり，VPIによるものではない．この種の構音の誤りというのは，通常の構音訓練で容易に修正される．

第4章

早期開始：口蓋裂の乳幼児

　あなたが1人の子どもを担当しているとすると，それは患者が2人いるということを理解しなくてはならない．その2人とは患児とその親で，親は患児の行動を強化させる主な存在である．よって，乳幼児に関わるいかなる介入にも親や介護者を参加させなければならない．子どもと関わる大人全員が一貫性を持つことが重要であり，最も密に関わる親は他の大人と情報を共有しなければならない．

　SLPと口蓋裂児の家族が最初に対面するのは，哺乳の問題であり，新生児期であることが多い．多くの場合，子どもを抱える位置や乳首のわずかな調整で，通常の授乳方法を確立できる．本章では，早期介入，自宅での訓練，そして代償的な誤りの予防についても考える．口蓋裂児は中耳疾患に高頻度に罹患するために，親は適切な医療的ならびに耳鼻科医の介入を継続的に受けなくてはならないことをよく理解する必要がある．

1. 授乳

1) 直母による授乳

　口唇裂単独の乳児は，口唇と顎の裂のない部分で口唇圧を作れるような位置に乳房をおけるのであれば，直母で授乳ができる．口蓋裂の多くの子どもは直母からの哺乳は困難だが，哺乳瓶を使用すれば，特別な器具や装具なしで容易に授乳できる．母乳を絞り短時間だけでもそれを哺乳瓶にて授乳させる母親もいる．

2) 口蓋裂の哺乳瓶授乳[*1]

　哺乳瓶授乳では，子どもが乳首のまわりに口唇圧をつくり，口腔内を陰圧にして液体を吸い出すために舌を動かす．この過程は，通常は口唇ならびに口蓋に裂のない子どもにとっては，簡単にそしてリズミカルに行われる．口蓋に裂があると口腔内を陰圧にすることが困難であり，それが授乳を妨げる主たる因子となる．しかしながら，乳児の抱き位置，乳首の位置，乳首の開き具合，こまめに空気を胃から出させるという点に注意すれば，哺乳瓶授乳は通常は成功する（**表4-1**）．乳児を授乳者の腕の屈折部か膝の上で支えて比較的垂直に抱くことで，互いの顔を確認しあえる（**図4-1**）．こうすることで，ミルクは重力によって下方向へ流れる．

訳者注：[*1] 日本の多くの施設では，口蓋裂用の特別な哺乳瓶と哺乳床を推奨している．

第4章　早期開始：口蓋裂の乳幼児

表 4-1　口蓋裂児への上手な授乳

1. 赤ん坊を可能な限りたて抱きにする．
2. 裂のない部分に乳首を置く．
3. 柔らかい乳首を用いる．
4. 先端部分をクロスカットした状態の乳首を用いる．
5. 5〜8分に一回の頻度で，ゲップをさせるために授乳を中断する．
6. 長くても20〜30分を限度に授乳を行う．

　乳首は，裂部のない部分におかなくてはならない（Sidoti & Shprintzen, 1995）．すなわち，口蓋裂が中央部にある場合，乳首は中央ではなく，裂のない歯槽提のある口腔側方向に向けておかなくてはならない．広い，両側の口蓋裂の場合は，乳首を置く位置は頬と歯槽の間が良い．この位置に置くことで，乳児が液体を吸いだすというよりは押し出すことで哺乳することが可能となる．裂のない組織付近に乳首を置くことで，子どもはミルクを絞り出すために舌を使用して押し出すので，鼻腔には乳首が入らない．

　口蓋裂の患児は，神経学的な問題が存在しない限り，通常は摂食嚥下障害は併存していない．よって，ほとんどの口蓋裂児にとって，一度哺乳瓶から哺乳ができれば，嚥下が問題となることはない．鼻腔への流入（逆流）は起こり得るが，これは通常，前述の抱き方で授乳を行えば時間とともに消失していく．

　数回お湯で煮て柔らかくした未熟児用の柔らかい乳首や通常の乳首は，ミルクを絞り出すのにしばしば役に立つ．乳首の先をカッターかはさみでクロスカットを入れることで，乳首からミルクを出すのに必要な圧力の総量はずっと減らすことができる（**図 4-2**）．カットする穴のサイズは，瓶を逆さにした時に滴が落ちる程度でなくてはならない（**図 4-3，4-4**）．

　授乳における最後に必要な調整は，ゲップをさせることである．子どもの胃が空気で満たされてしまうと，授乳が終わる前に満腹になってしまう．また不快感と嘔吐を導きかねない．よって，5〜8分おきにゲップをさせるために授乳中は頻繁に休憩を入れなくてはならない．子どもが摂取するカロリーよりも消費するカロリーの方が多くならないように，授乳は長くて20〜30分で終了しなくてはならない．興味のある読者は，Sidoti & Shprintzen（1995）による，口蓋裂乳児の授乳について非常に詳しく記してある論文を読むとよい．

　(1) なぜ患児と親は哺乳，授乳にそんなに努力をしなくてはならないのか？　シリンジを使用して子どもの喉にミルクをいれれば簡単ではないのか？

　乳首の先端を開ける，乳首を置く位置，子どもを抱く位置，ゲップなどの簡単な調整をするだけで，後の摂食スキルに必要な口唇，下顎，舌を使用した比較的通常に近い方法で哺乳をすることができる．子どもは，口腔内に入る物に過敏になることが少なくなるだろう．さらに重要なことは，前述の簡単な調整をするだけで，器具や特別な哺乳瓶

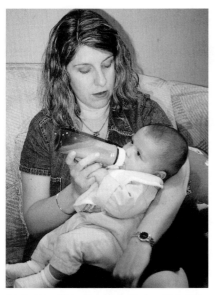

図 4-1A 腕に赤ん坊を抱く．肘を楽にさせたり，安定させるのに大きな枕を用いるとよい．

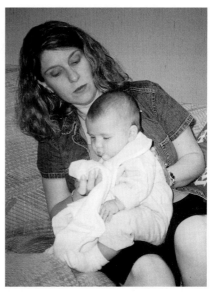

図 4-1B ゲップをさせるために，赤ん坊を優しく直立の状態にする．毎 5〜8 分間隔でゲップをさせるために休憩する．ゲップで，お腹にたまった余分な空気を出してあげる．

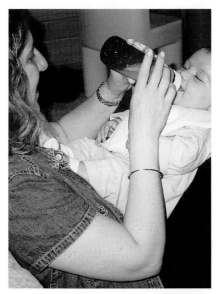

図 4-1C 赤ん坊の背中，首，頭は持ち上げた膝にあずけ，赤ん坊と母親が向き合えるようにする．…赤ん坊は，とても喜び，哺乳が楽しくなる．

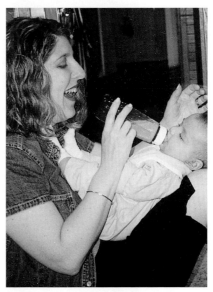

図 4-1D …母親も同様である．

第4章　早期開始：口蓋裂の乳幼児

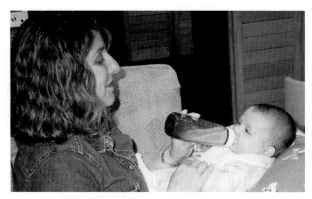

図 4-1E　母親は赤ん坊を膝の上でブースターを用いて，直立位で支える．赤ん坊がミルクを飲んでいる間に，母親が，赤ん坊の顔を見ながら関わったり，音遊びをしたりして子どもと関わる．母親が，/mmmmm/…といって音を伸ばして聞かせたりするとよい．

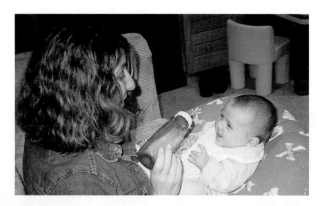

図 4-1F　…そのうちに，赤ん坊は母親のしていることがとても楽しくなってくる．

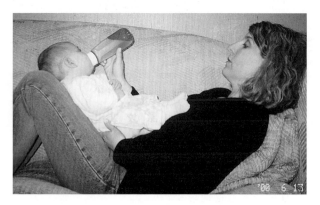

図 4-1G　寝そべった状態で，立ち上げた膝に赤ん坊を支えミルクをあげるのは，夜中の授乳時に特によい．

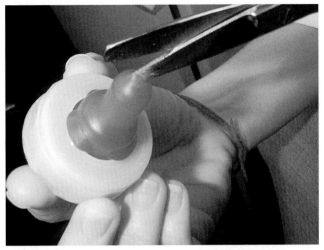

図 4-2 乳首には，カッターナイフかハサミでクロスカットの切り込みをいれる．哺乳瓶を押さえることなく，ミルクが早く出てくる．

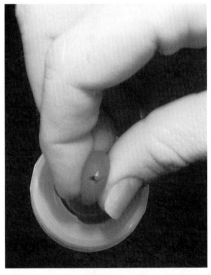

図 4-3 乳首のクロスカット．乳首をしぼると，穴がわずかに大きくなるのがわかる．

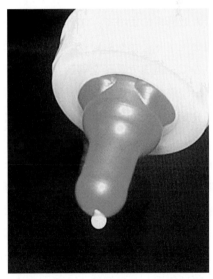

図 4-4 乳首の穴の大きさは，哺乳瓶を逆さにした場合に，一滴一滴落ちる程度にしなくてはならない．

やチューブを使用した複雑あるいは厄介な方法ではなく，完全に「通常」と同じ方法で，子どもと親は哺乳と授乳ができることである．これは親が，自分の子どもに「口蓋裂はある」がそれ以外は他の子どもと何ら変わらないと認識させるのに効果があり，授乳中に気をつけなければならない他の重要なことに，子どもと親の意識を集中させることができる．第 1 の目標である栄養摂取が達成されれば，授乳時間というのは子どもを育み，そして子どもと親が心を通わせる時間になるのである．親は授乳する時には，子ど

もに歌を唄って聞かせたり，語りかけたりするものである．重篤な病気の子どもを持つ親にとって，最たる苦難は，子どもを抱いてミルクをあげられないことだという．東ヨーロッパの孤児院やホームで，たくさんの乳児が一部屋に寝かされて，枕の上に立てられた哺乳瓶から哺乳している悲しい光景を見たことがある．彼らはミルクは与えられてはいるが，養育されているわけではない．抱きながら授乳するのは，養育者と子どもの双方の愛着の基礎と健康的な感情を発達させるのである（**図4-1参照**）．親と子の心の繋がりは，授乳をできる限り「普通」に行うことを通じて形成されるのである．

3) もし子どもが「できない」のであれば？

　前述のような簡単な調整をしてもなお，哺乳に困難を示す口蓋裂児の場合は，その原因となるその他の疾患がみつかることがしばしばある．言い換えれば，哺乳困難は口蓋裂によるのではなく，その他の症状が原因なのである．たとえば，Robin Sequence の子どもは，気道障害（呼吸障害）のために哺乳障害を呈しやすい．VCFS においても，全身および咽頭の筋の低緊張，喉頭の低形成，あるいは喉頭を取り囲み加圧するリンパ系組織の低形成によって，哺乳障害が引き起こされる．他には，口蓋裂に加えて神経系の問題を呈する子どももいる．このような場合は，上述の調整は哺乳障害の解決にはならないので，迅速で正確な診断が必須で，それにより医科的あるいは外科的治療が施される．口腔筋機能訓練と哺乳訓練は，医科的介入を必要とする解剖的ならびに生理学的異常が検査・治療されるまでは行ってはならない．

4) 哺乳ならびに構音発達

　哺乳と発話は双方とも声道で行われる機能である．もし，子どもがどちらかの機能に問題があるのであれば，もう一方の機能にも問題を呈し得る，と言える．しかし，哺乳と発話の，原因─効果の関係について説明する際は慎重にならなくてはならない．というのは，哺乳ならびに発話の双方は呼吸の二次的機能である．言い換えれば，声道の第一の役割は気道として機能することである．たとえば，遺伝疾患である Stickler 症候群は，前節で述べた Robin Sequence に関連がある．両症候群の子どもたちは気道閉塞（障害）を高頻度に呈する．通常のパターンでは，子どもは哺乳と呼吸を同時に行うが，気道閉塞の認められる子どもは同時にではなく交互に行わなくてはならない．これが，哺乳障害を引き起こす呼吸障害である．この気道閉塞は舌固定あるいは気管切開などの治療を要する程に重度の場合がある．気道の問題がなくなれば，Stickler 症候群の子どもは通常は瓶哺乳ができ，体重増加を示す．興味深いことに，最重度の気道障害を呈する子どもは，VPI や異常代償構音を呈することが少ないという兆候があるようである（Golding-Kushner, 1991）．よって，哺乳と気道の問題が必ずしも発話障害を引き起こすわけではない（D'Antonio & Schere, 1995）．

5）摂食と口腔機能スキルについて

　口腔筋機能訓練のトレーニングを受けたSLPは，吸綴よりも「押して／むしゃむしゃする」という動きの促進を推奨し，摂食時の口腔運動や，それに続く発話の正常な発達を抑制する傾向にある．先に述べたような方法で授乳される乳児のほとんどは，困難なく離乳食へ移行することができる．これは口蓋形成術前の患児でも同じである．先に述べた哺乳方法で，体重は順調に増加し，正常発話のパターンは確立される．さらに，早期における哺乳時の口腔機能と発話時の口腔機能の直接的な関連性を証明するエビデンスはない．

　口蓋裂患児に対する口腔筋機能訓練の落とし穴は，舌運動の細かい運動，すなわち口腔運動の要素に焦点をあててしまい，口腔と呼吸運動の協調性が無視されるという点である．非発話時の口腔の動きは発話に似た傾向にあるが，それは発話時のものとは同じではない．さらに，単独で行われる口腔運動は，発話運動の頻度や複雑性とは異なる．よって，口腔筋機能訓練は推奨できないのである．かわりに，音産生に遅れをきたす子どもは，音産生ための適切な「構音」訓練を受けるべきである．

2. 早期介入

1）言語発達

　非症候群性の口唇／口蓋裂を持つ子どもは，知能は正常範囲内であるといわれている（Richman & Eliason, 1986）．しかし，多くの文献で，口蓋裂児は言語発達に遅れをきたすと報告している（Lynch, 1986；McWilliams et al., 1990；Scherer & D'Antonio, 1995）．しかし，われわれの経験からは，非症候群性の口唇／口蓋裂の子どもは，口蓋裂のない子どもと比較して言語発達には特に遅れはみられない．しかし，口唇口蓋裂の存在は言語発達遅滞の予測にはならないが，裂のない子どもと同様に言語発達遅滞を呈することもある．高い耳疾患罹患率，頻繁な入院や他の因子が，裂を有する子どもの言語発達遅滞のリスクを上げている可能性はある．また口蓋裂で生まれた子どもはそのリスクを考慮にいれ，早期に言語評価を受け，ことばの遅れが見逃されないようにしなくてはならない．また口唇／口蓋裂を有する子どもの中には，成長の途中で症状が現れてくる症候群の可能性もある．そうした場合，おそらく子ども達は，言語障害を呈する「単独」の裂であると診断を受けているであろうが，実際には，症候群性の裂である．よって，言語発達遅滞も併存する口蓋裂児は，発達の中で時折，その他の異常の可能性を否定するためにも，慎重に検査が行われなくてはならない．

　しかし，先に挙げた文献の考察は，米国内の子どもの研究が元となっている点を覚えておかなくてはならない．というのは，言語発達ならびに異常構音などの障害は，アメリカ国内や他の国においても，子どもの家族に社会的，経済的，教育的な制約のある地

域により多く認められる．Ysunza（研究報告ではない）はメキシコシティの口蓋裂をもつ患者の多くに，言語発達遅滞は驚くほどに一般的にみられると述べている．南・中央アメリカの多くのセンターにおいて同じことがいえるだろうと言っている．

　一方では，口蓋裂単独の子どもは言語障害を呈する危険率が高いようである（Richman & Eliason, 1986；Scherer & D'Antonio, 1997）．たとえば，Scherer et al.（1999）は，縦断研究によるデータを正常群，口唇口蓋裂群，口蓋裂単独群，VCFS 群で比較して報告を行った．この結果，口唇口蓋裂患児は正常発達の子どもとの相違は統計的にみられなかった．口蓋裂単独群の子どもは明らかな表出・理解言語障害を呈した．口唇裂を有さない口蓋裂単独の患児は，言語発達遅滞をきたす危険率が高い理由は，口蓋裂「単独」は口唇口蓋裂より，より複数の形成不全症候群との関係があるからだろう．言語発達遅滞はある症候群においては，かなりの確実性をもって予測することができる．最も有名なのは VCFS である（Golding-Kushner et al., 1985；Golding-Kushner, 1995；Scherer et al., 1999；Shprintzen, 2000）．よって，すべての口唇／口蓋裂の子どもは言語発達遅滞の危険性がある点を考慮し，生後 8 カ月までに言語評価を受け，その後は少なくとも年に一回は継続的な言語評価を受けなくてはならない．

2）赤ん坊へのスピーチセラピー

　早期介入プログラムの目的は，早期の遅滞や障害の影響を最小限に留めるべく，可能な限り早い時期に行う診断と，発話や言語の治療である．口蓋裂の子どもにとっての早期介入のさらなる重要な目的は，異常構音の誤りの進展を阻止し，またそれらが出現したら治療を行うということである．SLP には，正常な構音と言語の発達について口蓋裂の子どもの親を教育するという重要な役割と，異常な代償的発話パターンの定着を予防する方法を，親に教えるという重要な役割がある．

3）支援サービスモデル

　アメリカにおいて，口蓋裂で生まれた子どもは，Early Intervention Program（EIP：早期介入）※を無料で受ける資格が，連邦法によって定められている．ほとんどの州において，EIP サービスは特別衛生局（Department of Health and Special Services）によって執行される．発達の問題が生じそうな子どもは，親か小児科医によって評価が依頼される．乳幼児は，理解表出言語，発話産生，微細運動能力，粗大運動能力，認知能力の発達，社会性—感情発達を含む複数の領域にわたる検査において評価が行われる．無料サービスを受ける有資格者を決める規定が州ごとにある．最近のニュージャージー州の規定では，たとえば，乳児が 1 領域で 33％の発達遅延を，あるいは 25％の発達遅延を 2 領域あるいはそれ以上で示した場合，州の公費による早期介入サービスを受ける資格を得る．この規定は，公費サービス受給の適正者を決定するために計算されている

ということを念頭に置いておかなければならない．これは，発達遅延や障害の有無の申請ではないのである．どういうことかというと，発達遅延があり，また早期介入サービスが必要な子どもだが，無料サービスの基準は満たさない場合があるということである．SLPはこの違いについて，親が理解できるように説明ができなくてはならない．実際に，多くの地域で学童期の子どもはこの問題（障害の存在 vs 公的サービス受給の有資格）に直面するが，詳細については第5章で述べる．多くの保険会社でサービスに対する支払について制約がある．たとえば，保険は手術後の医科的リハビリテーションに関連する治療費用は支払うが，教育的サービスへの費用負担は行わないなどである．「発話」は学校で提供されるべき教育サービスの一つであると定義づけられている．このような制約によって，「費用負担が行われない」イコール「介入は不要である」と解釈されるべきではない．

　EIPプログラムでは，適切な介入手技の提供とモデル提示をするために，継続的に実施する親の訓練と，子どもとの直接的な関わり合いが組み込まれなくてはならない．評価の結果，構音と言語の発達が年齢相応であった場合，早期介入プログラムでは3カ月おきに再評価を行うことと，言語と構音の定型発達に関して継続的に親指導を行う．これは，親が定型発達のパターンからみて，子どもに何らかの異常を発見することで，必要であれば，問題にもっと直接的な介入を行えるようになるからである．このフォローアップはSLPによる再評価によって行われる．あるいは地理的に不可能であれば，親は子どもが上手に話せるように誘導して，その様子をサンプルとしてビデオテープに録画し，内容の再検討のためにSLPにテープを送るように指導されることもある．

　もし子どもが無料EIPサービスを受ける資格が与えられると，評価チームによってIndividual Family Service Plan（IFSP：個別化家族保障計画）が作成されるが，それには，今後受けるサービスの領域（例：構音，言語，粗大動作，認知　など）や，それに伴う担当職種（例：SLP，理学療法士，教師），各領域の特定の目標，許可が下りた後のスケジュール（頻度，1セッションあたりの時間）が含まれる．またIFSPには，予想されるプログラムの継続期間，フォローアップの日付について通常6カ月分記されている．IFSPは，3歳以上の子どもが学校でサービスを受けるために作成されるIndividualized Education Program（IEP：個別学習プログラム）と似た目的を持つ．

　多くの州では，EIPサービスは子どもにとって「最も自然な環境」で行われなければならないとしているために，通常は自宅やデイケアで行われる．よって，EIPサービスがSLPのオフィスで行われることはない．

　口蓋裂を持つ子どもへEIPサービスを提供する上で，SLPが担う基本的な役割は，刺激の方法，反応の誘発，期待する反応の強化について，子どもの主たる教師である親や養育者へモデル提示することである．また言語と構音の定型発達について親へ教えることも含まれる．SLPは親の耳の訓練を行わなくてはならない．そうすることで，親

が正音と誤り音を判別することができるようになる．自宅ベースのEIPサービスの利点は，自宅にすでにあるものを用いてプログラムが行える点である．これは，訓練室などのある特別な時間枠と状況下で行うよりも，両親にとって刺激を日常生活の中でどのように与えれば良いのか想像しやすい．どのように音声刺激や言語刺激を，子どもの日常生活の中に組み込めばよいのか分かりやすいのである．

　EIPサービスは，地域によっては，センターベースで行われる．このような場合，親と子どもにとっては，他者との相互的関わりの機会を得る．これは一般的な言語発達の観点からみると有意義である．しかしながら，著者の個人的な意見では，言語発達遅滞がみられ，異常構音を進展させる乳幼児にとっては，訓練を受けた大人からモデルを提示されることが，その他の言語発達遅滞あるいは正常発達の子どもと比較して，より効果的である．よって，個人的介入は，裂を持つ子どもにとって推奨されるものであり，発話に問題を持っている子どもにとっては特に必要である．

　世界をみてみると多くの地域で，早期介入サービスは存在しない．サービスが規定されているアメリカ国内ですら様々な理由により受けることができない．家族が，彼らの子どもにとって限られた言語と発話改善のサービスしか利用できない場合，SLPは限られた機会をうまく利用し，親が自宅で子ども達に言語や発話の訓練ができるように，SLPの代わりの臨床家として訓練しなくてはならない．この状況においては，SLPと共に行うことばの授業や，親が自宅で訓練を行えるようにする練習への親の積極的な参加がより重要となってくる．実際には，親指導と親の訓練への参加が決定的な要素なのである（Pamplona & Ysunza, 1999b, Pamlona et al., 1996）．

訳者注：※EIP：出生後～3歳まで受けられる，アメリカの教育システムである．3歳以降5歳までは，公立学校が運営する就学前プログラムを受けることができる．また，5歳から21歳までは，学校でプログラムを受けることができる．しかし，すべての年齢級において，多くの子ども達は，学校付ではないSLPや，クリニック，病院を受診する．というのは，発話や言語発達，摂食嚥下に障害のある多くの子どもは，EIや学校における特別プログラムを受ける基準ほど重度ではないからである．この場合の治療費は，個人医療保険や政府の医療システムによって支払われることもある．

4）構音と言語の発達遅滞の予防

　構音と言語の発達遅滞が明らかになった後に治療をするよりは，遅れの進展を予防するほうが，効果的かつ容易である．よって，親指導は正常な構音と言語発達や発達遅滞・障害の予防に焦点を絞り，早期から行われなければならない．言語発達と構音は，同時に取り組めばよい．親が理解しなくてはならないことは，理解表出言語はコミュニケーションの象徴機能に関連し，また話すということはコミュニケーションの中でも運動面の「構音・流暢性・声」に関連がある．SLPは正常言語発達に関する知識を応用し，親とともに予測されるコミュニケーションスキルの発達過程に関する情報を共有しなく

てはならない．特定のゴールが，発話の向上に関連があるとしても，ことばの文脈の中にこそ課題があるのだということを親は理解しなくてはならない．言い換えれば，言語発達と発話が別々に「治療」されたとしても，それらは絡みあい，ある程度まではお互いに依存しているのである．

5) 早期介入の自宅訓練

　VPIは，子どもが十分な音声サンプルを産生し，VFや鼻咽腔ファイバースコープに協力できるようになるまでは，正確には診断はできない（Shprintzen & Golding-Kushner, 1989；Shprintzen, 1990）．しかしながら，VPIに関連する構音の誤りは話し始めの時点で明らかであり，呼気鼻漏出や開鼻声などのVPIの症状はしばしば子どもが非鼻音子音を含むいくつかの単語を話そうとするときに認められる．口蓋裂を持つ子ども全員は，最初のことばの評価は早いうちに行われるのが好ましいのだが，少くとも子音が通常はでてくる時期である生後8カ月，できればそれ以前に受けるべきである．もしも，子音が現れないようであれば，できるだけ早くに治療する必要がある声門破裂音のパターンを獲得している可能性がある．SLPにより指導された家族が行う自宅プログラムを通して，早期介入は高頻度かつ効果的に行うことができる．これは前述の定期的にSLPによって実施される，自宅ベースの訓練とは異なる．このなかでは，親の主たる役割は，「参加」しセラピストと「共に働きかけ」をすることであり，練習する機会の与え方を学ぶことである．自宅訓練においては，SLPはコンサルテーション，訓練，定期的なフォローアップを行うことは可能であるが，親が主たるサービス提供者なのである．

　この非常に早い時期からの構音に対する介入のゴールは，誤学習による異常代償構音が定着する可能性を少なくすることである（Golding & Kaslon, 1981）．また，これは言語発達に対する早期介入が必要な場合，同時に行うことで達成される（Scherer, 1999）．

　自宅訓練は親によって行われるプログラムであるために，時間的かつ能力的な点を考慮して，それぞれの子どもの発達やニーズ，財源に合わせて個別に組まれたものでなくてはならない．いかなるプログラムにも以下の項目が含まれていなくてはならない．

(1) 評価
(2) 親指導
　　a. 健常な言語発達ならびに音声産生
　　b. 口腔内での構音と誤り音（代償構音）の違いの認識
　　c. 言語発達を促す方法
　　d. 正しい口腔内の子音産生を促進し，声門破裂音を除去する方法
　　e. 行動療法の応用
　　f. 問題が起こったときの対処法
(3) フォローアップ

(4) 再評価
(5) 目標の再設定，親指導の継続

(1) 評価
　理解表出言語と音声産生スキルは生後8カ月までに評価されなくてはならない．声門破裂音やそのほかの不適応な代償構音が出現しても，それが音声パターンとして確立される前に治療を行うことができるので，この月齢が最適なのである．早期から子音を作ろうとしている子どもは，少しでも早い時期に評価を行うことが賢明である．というのは声門破裂音が進展するのを予防するほうが，定着した声門破裂音を除去するより容易であるからだ．口蓋裂児の言語機能の評価を行うのは，他の子どもの評価を行うのと変わりはない．親への問診，子どもの自発的ならびに誘導した応答の観察を含む多くの標準化されたテストには，Sequenced Inventory of Communicative Development（Hedrick et al., 1984），Infant-Toddler Language Scale（Rosetti, 1990）と Pre-School Language Scale-3（Zimmerman et al., 1992）がある．Macarthur Communicative Development inventory：Toddler（Fenson et al., 1991）は親への問診のみで構成されているが，ことばのスクリーニングに便利であり，すべての評価を行うことが不可能な場合や，評価に用いる最も適切な検査を選択するのに役立つ（Scherer & D'Antonil, 1995）．
　複数の形成不全を呈する症候群で，口蓋裂を一症状とする子どもの一群では，ことばの障害のパターンは様々である．このような一群においては，口蓋裂は，言語発達や発話の障害の原因となる数ある臨床症状の中の一つに過ぎない．Shprintzen（2000）によると，ことばの障害を呈する約160の症候群のうち，75の症候群において口蓋裂が臨床症状として認められ，またそれらの大部分は同時に言語発達障害も呈する，と述べている．口蓋裂を呈する症候群の子どもに認める言語発達の遅れは，SLPらが関わる子ども達の中でもよくみられるものである．よって，口蓋裂の乳幼児の言語発達を評価するのは，口蓋裂のない子どもの評価となんら変わりはない．一方では，口腔顔面領域の異常の子どもにみられる音声産生の誤りは，他の子どもの群には通常みられない．よって，口蓋裂に関連する誤り音の特異性や，誤り音（代償構音）と鼻咽腔閉鎖機能との関連性を考慮すると，口蓋裂児の早期の発話の評価は特に重要である．
　本書の中で，言語と構音を区別するのは，「幼少の子どもの場合，言語発達への働きかけは発話を向上させる」という，近年の見解とは正反対かもしれない．近年の研究でも，言語発達に対する介入を受けた口蓋裂児の群は，音韻レパートリーが増加していることを報告している（Scherer et al., 1999）．筆者らは，子どもにおける言語発達と発話の違いは明瞭ではないと考える．しかしながら，ほとんどのSLPが子ども達と接する中で，言語と構音の区別が重要であると感じることがある．言語は音声という記号に変換されてメッセージになるが，異常構音で産生されればそれは誤ったものとなってしま

うのが「発話産生」のシステムであり，よって，そのシステムには特別かつ直接的な治療が必要となるのである．

(2) 親指導

乳幼児に対する自宅訓練プログラムは，口腔子音の発達や，声門破裂音などの異常構音による誤り音の出現の予防に効果がある．親指導の中で，親や介護者は子どもにとって最も重要な教師であるということを常に意識させるという重要な役割をSLPは担っている．親が子どもに適切な刺激，モデル提示，現行の訓練の強化方法を学べるように，SLPは親指導ができるよう十分なスキルをもっていなくてはならない．SLPは子どもとは，最も頻度を上げても週1時間～2時間しか会って訓練は行えないが，親や養育者は子どものほとんどの時間を共に過ごすために，SLPよりも様々な音の刺激を与える機会がある．実際には，先に述べたように，近年多くの研究で，親の訓練への参加が最も重要であると言われている（Pamplona & Ysunza, 1999b；Pamplona et al., 1996）．

親指導の第一歩は，正常な言語発達と構音発達の各段階を教えることである．ほとんどの家庭において，どちらかの親がSLPから直接指導を受ける．親教育は，最初の評価の時から始まり，常にシンプルでなくてはならない．親へは理解表出言語達成の一連の流れや，ことばの指標の一覧表など，強化の仕方や補足説明を記した資料を渡す．親にとって，自分の子どもの発達を定型発達と比較するのは当然であり，そのためには，各月齢や年齢で何ができるようになるのかを知っていなくてはならないが，子どもの発達には一連の流れ・順序があることを十分に理解しなくてはならない．親指導は常に現在進行形なのである．そして，夫や，子どもと普段の生活で接することのある大人を教育することが，SLPから直接訓練を受けた親の責任であると伝えることは重要である．

親指導の次の領域は，日々発達し続ける言語への刺激の与え方である．親は，子どもの口から発せられたことばをどのように繰り返し，広げていくかを知らなくてはならない．親子のコミュニケーションにおいて，特にこの早期の発達段階においてはしばしば言えることだが，残念なことに，親主導のコミュニケーションになっている．たとえば，「これなに？」の呼称や「〜はどこ？」の場所についての質問に終始してしまう，という具合である．子どもが会話の中で詳しく話さなかったり，コミュニケーションを積極的に取ろうとしない傾向は，言語発達に遅れをきたしている子どもにみられるパターンである．親は子ども中心，子ども主導のコミュニケーションの取り方について指導を受けなくてはならない．よってSLPは，ことばによる反応を増やす効果的な方法である子どもの発声を繰り返したり，子どもに自分の発声を繰り返させたり，ロールプレイ形式で実際にやってみせたり，その他の似たような方法を，親指導の中で実際に見せなくてはならない．子どもを中心とした親子の関わり方を学んだら，親はその関わり方を食事時間，入浴時間，買い物中や他のことをしている時にも使えるようになる．構音発達と言語発達への特別な「練習」時間を設けないでも，親は一日を通して子どもとの自然

表 4-2 乳幼児の発話ならびに言語発達促進のために

- 通常のルーティンな行動を活用する．赤ん坊や自分の一日について，短い表現で語る．最初は，「ママ」などの単語や「食べる」などの簡単な一語で始める．そして，名詞＋動詞の2語文にしていく（ママ　食べる・デビッド　笑う）．そして，形容詞＋名詞のフレーズを用いて（大きい　車），さらに，名詞・動詞・形容詞を含む3語文（大きな　ボール　転がす）を用いる．

- /p/を強調して，「Please」などの対社会的なことばを教える．

- 日常生活の中で用いられる単語の中で，高圧子音を含む単語集を作る．たとえば，着るもの・はくもの：shoes（靴），socks（靴下），pants（ズボン），belt（ベルト），shorts（短パン），晩ごはん：plate（皿），spoon（スプーン），fork（フォーク），お風呂：soap（石鹸）など

- お気に入りのビデオを見て，ビデオの中によく出てくることばを聞く．テープに合わせて歌う．

- 子どもに本を読む．子どもに顔を向けて，どうやって読んでいるのか子どもがみられるようにする．

- 1歳の子どもには，1ページにつき1〜2語の単語を用いて絵本を読んで聞かせる．子どもの語彙が増加するのに合わせて，読む文を長くする．使用する本は，子どもの発達に合わせたものを選ぶこと．同じ本は，発達レベルにあわせて，違う読み方をすることでずっと使用できる．音読をする際にはイメージをふくらます．絵をもとに，1〜3語程度の単語を用いて，お話を作り話して聞かせる．書いてある文章を読む必要はない．子どもたちは，それが自分で読めるようになるまでは，書かれている内容と，読んでもらっている内容が違うことは気がつかない．

- 韻を踏んで音読をする．一語をわざと抜いて，子どもに埋めさせる．

- 2〜3歳頃，言語刺激と共に，文字を導入し，高圧子音の産生と合体させる．最初に「daddy（パパ）」の/d/の様な高圧子音から始める．

な相互関係の中で練習を行っているのである．

　SLPの定期的な観察（診察）を受けない子どもの場合，この親指導は初診時に資料を渡して行う．子どもが定期的に早期介入サービスを受けている場合には，親指導は継続的に行い，また親は，セッションをSLPと一緒に行っていくことで学ぶ．フルタイムの言語刺激を与え得る追加項目を**表 4-2**に記す．

　声門での音声産生のパターンを獲得してしまった，あるいはあまり多くの音を産生しない子どもの場合，その子どもの言語発達と音韻発達や口蓋の状態に合わせた目標音と単語のリストを親に渡すとよい．最初の目標語は，口蓋形成術前であれば母音性の音と鼻音が強調される単語でなくてはならず，しかし，この語の語頭音は母音ではないものが良い．というのは，母音ではじまる語というのは実際には声門破裂ではじまるからである．ゴールは，声門破裂音ではない音で単語を言い始められるように別の方法を教えることである．刺激は一日を通して継続的に与えなくてはならない．「訓練」という特別な時間を作るより，親は子どもとの一日の中で，ことばを用いた関わりをうまく利用

表 4-3　最初の目標単語の例

口蓋形成術前	口蓋形成術後
Hi	Baby
Hello	Boy
Hey	Barney
Honey（人形への名前としてもよい）	Pop
Mommy	Pooh
More	Pie
Me	Toy
No	Doll
Whoa!	Cookie
Wow	Go
	Good
	Good girl／good boy

すればよい．子どもがまだとても幼い場合には，[hhhhhhh] という呼吸や，そして [hhhhhhh] といいながら違う音を作って遊ぶこともできる．[hhhh] を産生するのに必要な「開閉」という口の動きは，結果的に /p/ を産生する．鼻を押さえて [shhhhhhh] というような，笑っている時にささやくというのも，もう一つのゲームである．鼻の開閉は交互に行う．親は口腔内圧を必要とする子音に注目するべきで，開鼻声については無視しなくてはならない．口唇使用をしない子どもについては，[ooowow] [oowee] などの母音＋/w/ を連鎖させることで口唇音遊びを促進できる．口蓋形成術が終わった後の子どもは突然寡黙になることがあるが，これは，口腔内が痛いからである．しかし子ども達は口蓋形成術後に気分が良くなればすぐに音遊びを再開できるが，大体それまでには 1，2 週間かかる．この時点では，単語は構音点が前方である破裂音を用いた単語でなくてはならない．最初に導入する単語の例を**表 4-3** に挙げる．

　親指導で大変な部分すなわち最も困難なことの一つは，口腔で産生されている音と異常構音の違いを聞き分けることである．SLP は正音と誤り音（声門）の産生を真似してみせたり，正音と誤り音を比較した録音テープを使用して，親が子どもの喃語や早期のことばの中から誤り音に気づくことの手助けをする．聞き取り訓練は，親と SLP の双方が，親が目標音と声門破裂音あるいはその他の異常構音の違いが聞き分けられると十分に確信するまでは続けなくてはならない．聞き取り訓練には，視覚的手掛かりはあってもなくても良いが，聴覚的な手掛りはなくてはならない．声門破裂音と同様に，強化されてはならない二重構音を親が確実に聞き分けられるようになるためには非常に重要である．親に音声テープを自宅へ持ち帰らせることは，自宅で彼らが正音と誤り音の違いを思い出したり，他の養育者を教えるのにも役に立つ．可能であれば，そのテープには，彼らの子どもの実際の音声と SLP の音声を比較させて入れておくとよい．

　一度親が正音と誤り音の聞き分けをすることができれば，口腔内圧を必要とする正し

第4章　早期開始：口蓋裂の乳幼児

表4-4　/p/産生のモデル提示

母親と娘が床に座ってシャボン玉で遊んでいる．母親がシャボン玉を吹きとばして，子どもと一緒に泡をたたいてつぶそうとする．母親は泡をたたく前に"Pop（ポップ）！"と言いながら，泡をたたいていく．
母親：Pop！
母親：Pop！
母親：Pop！
子ども：あー
母親：p^hhhhhhhhh op　○○ちゃん　p^hhhhhhhhh op　って言ったわね！
子ども：あー
母親：p^hhhhhhhhh op
子ども：p^hh op
母親：（ほほ笑みながら）そうよ，p^hhhhhhhhh op よ．p^hhhhhhhhh op って言えたわね！
母親：（もう一度やる）p^hhhhhhhhh op

い子音の産生や声門破裂音を行動療法によって消去する方法を教えられる．親は単語中で目標音がでるようにする方法や，子どもが単語の中や喃語の中で正音を産生した場合の適切な強化の方法を学ばなくてはならない．行動療法には3通りの方法がある．それは正の強化，負の強化，罰である．報酬を与えるような正の強化は，その行動が繰り返されることを目的に用いられる．正の強化は，早期の自宅プログラムの中では微笑み・くすぐり・拍手などである．正の強化子の反対は罰であり，ある行動に対して反対の反応をするものである．繰り返し行われる行動を減少させる目的で用いられるが，これはある行動に対して逆に注意を引いてしまい，その注意自体が意図的ではなく強化をしてしまうことがある．子どもの癇癪に対して罰ではなく無視するのは，子育てのエキスパートアドバイスである．癇癪持ちの子どもは，なんでもいいので，とにかく注意を引きたがる．一回の癇癪で，一度周囲の注意を引くと，子どもは継続的な「癇癪持ち」になるようである．一方では，癇癪は無視されることにより出現の頻度は下がり度合も低くなる．そして子どもは癇癪を起こすことは努力するに値しないことだと学び，癇癪を起こすのをやめるようになる．よって，罰は早期の自宅プログラムの段階で導入することは薦められない．行動が無視されたとき，その行動が繰り返される可能性は減少する．喃語や音節を重ねるという発話の発達の早期段階で，誤り音（異常構音）が出てきたらそれを無視をしなくてはならない（あくまでも子どもではなく！）．親からの反応が得られなければ，好ましくない音の産生は減少する．親は不適切な音声に対しては反応しないようにするだけではなく，子どもと課題に取り組む訓練を続けなくてはならない．親は，修正しなくてはならない音を強調して，目標音をモデル提示する．例を**表4-4**に記す．

親にとって偉大なる挑戦は，発話の「明瞭であること」と「正確であること」との違いを学ぶことである．自分の発した単語や音が他者の行動に影響を与えることに子ども

が気づき始める頃に，人とのコミュニケーションを取ろうとする子どもの行動を親や周囲の大人が強化することが重要である．子どもが声門破裂音を用いて他者ととったコミュニケーションが，イントネーションや聞こえた母音，音節に区切る，指さしあるいはジェスチャーなどで成立した場合，明らかなジレンマが生れる．たとえば，好きな表現が「Uh-oh（ウーオー）」である幼児がいた．これは，親にとって唯一明瞭に聞こえる子どもの発話であった．親はこれをかわいいと感じ，この発話を真似して子どもに繰り返しながら，強化し続けた．実は二つの音節は声門破裂音に置き換わっていたのを両親は気がついていなかったのである．子どもの発話の中に含まれていた他の子音は強化されなかったために，他の子音は子どもの音のレパートリーからは外れ，声門破裂音のみが残ってしまった．きっと「My My My」や「Fall down」のような他の発話を聞かせることで子どもの声門破裂音を修正することができたであろう．適切な反応がされていれば「Uh-oh（ウーオー）」の代わりに，他の発話を引きだせていたのではないかと思われる．

最後に，親は問題対処法についても訓練を受けなくてはならない．親は，子どもの不適切あるいは避けなくてはならない反応を助長してしまうような親自身の行動を認識でき，また回避できなくてはならない．親が覚えておかなくてはならないことは，バーバルあるいはノンバーバルないずれの行動も子どもの反応に影響を与えるということである．

（3）経過観察と再評価

最初の一年は，親は2週間に1回は電話でSLPと連絡をとらなくてはならないし，3カ月に一度は子どもは再評価を受けなければならない．できない場合は，普段の子どもと遊びながら行う自宅訓練を録画したビデオテープを送るように依頼する．これは子どもの構音発達や，親の関わり方をSLPが継続的に観察するのに役立ち，アドバイスができる．また，特定の子どもにとって，最も効果的な方法をSLPが確認することができ，その後に受診した際に，組み込むことができる．

6）口蓋裂児すべてに早期介入が必要なのか

われわれはどの子どもが正常な構音を獲得し，どの子どもが代償的な誤り音を獲得するのかを予想することはできない．よって，親指導プログラムは口蓋裂児すべての親に行わなくてはならない．なぜならば，この指導が声門で音を作ることを予防できるからである．先に述べたように，音の産生を促し，強化する自宅プログラムは，大半の子どもには不要である．というのは，多くの口蓋裂児は正常な構音をSLPの介入なしに獲得するからである．一方で，早期介入プログラムは，言語発達遅滞の徴候や口腔内で子音を産生しない子どもにとって重要なものである．EIP（早期介入プログラム）はVCFSのような症候群の診断を受けた，言語発達遅滞・異常構音を呈する可能性の高い

子どもにとっては特に重要である．早期からの自宅を基盤にした訓練は，声門を使用した音声パターンを獲得する子どもにとっては有用であり，喃語期や始語の出現する前か直後くらいの時期に始めると，特に効果的である．多くの場合において，指導を受けた親による自宅訓練では，子どもの正音産生パターンを導くことができ，これにより声門を使用した構音は定着しないので，その後の構音訓練が不要となる（Golding & Kaslon, 1981；Hoch et al., 1986）．

7）幼児や，ことばが出はじめている子どもへの親による自宅訓練プログラム（Parent-administered Home Program）の使用

　前述の自宅訓練プログラムは喃語期や数語の単語を発する一語文期の子どもへ行うのは有用である．われわれは，早期にみられた喃語と単語の中で，声門破裂音と母音しか発さなかった子どもでも，この時期にきれいな口腔での子音産生を確立した子どもをみてきた．言い換えれば，異常構音の進展の予防や，異常構音を減少させるためには，誤り音が出現する時期に行う自宅訓練プログラムが効果的ということである．残念なことに，たとえ2歳児であったり発話が二語文レベルであっても，すでに声門破裂音などを含む音韻レパートリーを確立してしまった子どもは，自宅訓練プログラムの実施だけでは成功しない．よって，2歳に達している，あるいは語連鎖を始めている子どもは積極的な構音訓練が必要であり，それは通常は構音の専門家によって行われる．

　この手のセラピーにおける，親の重大な役割は，セラピーを短時間で毎日実施することである．SLPは，子どもと親を1セットとみなして，一気に両方に働きかけることができる．親は一度たりとも，セラピーに自分達がいなくてもいいなどと思ってはいけない．親は各セッションの少なくとも一部にはいなくてはならない．親がセラピーの補佐役を務めることで，子どもが自宅で毎日訓練を受けることができるのである．

8）乳幼児に対する口腔音産生の誘導

　早期の音遊びの中心は，口を開いて作る音，通鼻音や前方で作る音である．生後2〜3カ月時点の，まだ言語音だと認識できる音を産生できなくても，子どもは自然と音をたてながら両唇を離したり，舌を出して両唇の間でブーッと音を立てたり，非言語的な音づくりを始める．これらの前舌や口唇を使った音をたてる行動は強化されなくてはならない．口唇と舌遊びは，子どもと親が顔を見合せている時や，楽しいことをしている時などに特に強化される．親は，子どもの機嫌の良い時がいつかよくわかっており，その機嫌の良い時間というのは，子ども達が音遊びをするのに最も適した時なのである．通常，入浴時間やおむつ交換や洋服を着せる時，食事の時間がその時である．もちろん，食事中に舌を出して両唇の間でブーッと音を立てたりするのはベストな選択ではないが！

9）呼気鼻漏出と開鼻声

音遊びは，鼻孔を開放・閉鎖を子どもがさせてくれるのであれば，口蓋形成術前でも，できるだけ早くから行う．ほとんどの子どもは，鼻を「つまむ」のではなく，1本の人差し指でゆっくりと優しく鼻翼を押さえれば，嫌がらずにやらせてくれる（**図 4-5**）．子どもは鼻呼吸をするものなので，鼻孔が閉鎖されると最初は苦しそうにするかもしれない．重要なことは鼻孔を閉鎖するのは，子どもが吸気した後にのみ，非常に短い間隔で行うことである．SLPあるいは親は，頬に沿って鼻の側方まで人差し指をゆっくり走らせる．これは，体の部位を認識させる一つのゲームに組み込んでもいいだろう．歌っている最中，「Here we find an ear（お耳をみつけたわ）」などの反復する歌や，子どもの耳までの「指あるき」を行い，そこでくすぐり，「Here we find a mouth（お口をみつけたわ）」と，今度は口まで指あるきをしながら歌い，そして，「Here we find a nose（お鼻をみつけたわ）」と指あるきを鼻までさせている間に歌い，やさしく鼻翼を押さえ，そこで「pa pa pa pa pa」と歌う．子どもは最終的には一緒に歌おうとする．子どもが「pa-pa-pa-pa-pa」と繰り返そうとしているが，結果的に声門破裂音になっている場合，歌詞は「ma-ma-ma-ma-ma」に変更する．子どもが鼻音の連鎖を繰り返している時に鼻孔を閉鎖すると，結果的には/p/の連鎖になる．何度もそれを繰り返した後，鼻の押さえ方を軽くして，鼻音の代わりに破裂音の刺激を与える．これは，子どもが産生できる音（通鼻音/m/）とそれを他の音（口腔内破裂音/p/）へと誘導する例である．子どもと関わるすべての人にとって重要なことは，子どもと遊ぶときには，多くの種類の音を使用して遊ぶことと，口蓋形成術前である場合に音声が鼻音化してしま

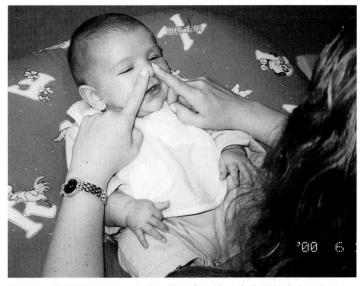

図 4-5 音遊びの中で，人差し指で赤ん坊の鼻孔閉鎖をするとよい．ほとんどの赤ん坊は嫌がらないし，またお互いの口を見るのに，赤ん坊と母親の視界の邪魔にならない．

うことは「必然」であることを認識することである．また子どもの音声産生スキルに対する期待は適切なものでなくてはならない．

　もし，子どもが何度か試しても反応を示さない場合，親は，舌を出して両唇の間でブーッと音を立てるなどの口唇や舌で作る音，口唇を音をたてて離したり，大きな「溜息」などを，子どもに音声産生させるためにやってみるとよい．聴覚的な反応は，一連の試行の中で強化され，言語音へと作り上げられる．大きな溜息は，基本的には/h/の訓練と同じである．

　親の中には，歌ったり，ゲームで子どもと遊ぶことを照れくさがる人もいるかもしれない．そうした親には，子どもにとっては，音が合っていようがいまいが関係ないということを教え，安心させなくてはいけない．おバカな歌であればあるほど，子どもは喜び，そして親が自分と同じくらい楽しんでいるのを見ることで，より幸せになるのである．前述の遊びながらの鼻孔閉鎖は，子どもを怖がらせたり驚かせる動きはなく，また，指が顔の他の部位にも動くために，子どもは鼻を閉鎖されるのを受けいれられるようになる．また，この方法で鼻孔を閉鎖すると，子どもの口腔付近を大人の手で隠さないので，子どもの口唇や舌の動きをよく確認でき，また逆に，子どもからも大人がよく見える．SLPと親は，鼻孔を閉鎖／開放して行う音遊びのパラメーターについて吟味して「ゲーム」のバラエティーも豊富にする．そうすることで課題は楽しくなり，またある特定のゲームや特定の音の反応ばかりになるのを防ぐ．

　親は，発話や音遊びを日常生活の中に取り入れれば良く，特定の「ことばの時間」に行わなければいけない課題であると考える必要はない．子どもの発達に合わせた，短い適切なフレーズに目標音を含んだ単語を強調しながら，子どもや親の行動を「ことば」にして，あらゆる機会で子どもが音を作るような口唇や舌の遊びを促進すればよい．

　子どもの音遊びに対して，大人は次に記すような反応をしなくてはならない．

- もし出てきた音が目標音の一つである場合，社会的な強化子（拍手，ほほえむ，ほめるなど）を与え，SLPや親は子どもが産生した音を繰り返す．
- もし口腔内（声門ではなく）で産生はされているが正しくない音の場合，子どもの反応を目標音へ方向づけるために，大人は即座に目標音を正しく言って繰り返す．口蓋裂があっても，子どもはすべての種類の音を産生するものである．これらの音のうちいくつかは口腔音であり，強化されなくてはならない．特に口唇や舌が使用されたのであればなおのことである．
- 子どもが発した音声が声門破裂音やその他の代償的な音であった場合，大人はその音を真似してはいけない．強化しないようにすることで，その音を消去する可能性が高まる．

10) 注意すること

　子どもへ言語と発話の両方の刺激を与えるために，子どもの一日について語ったり，子どもに話しかけたり，子どもと歌ったりするのは，子どもは聞いていないし，理解していないし，反応もしないと考えている親にとっては難しいことである．親が子どもにあまり話しかけないという文化もまた存在する．これらの状況においては，親にとってはぎこちなく思えるであろうが，このような子どもへの働きかけの重要性を親が理解できるようにサポートをしなくてはならない．

11) 始語

　始語が出たと認識される場合の多くは，子どもにとって大切な大人が，子どもの発語を，ある「単語」と「知覚」したことに因るのである．ほとんどの例において，子どもが初めて発することばには意味はない．彼らはことばに聞こえるような何かを発し，その発話は始語が出るのを待ち望んでいた親によって意味づけされる．たとえば，子音/m/はどこの言語においても初期に産生される音の一つである．子ども達はこの音を「mamamamama」と繰り返す．ある時点において彼らのこの反復は減少し，音節を二重にした，あるいは2音節を産生する．子どもが「話し」始めるのを待ちきれない母親は，音節の組み合わせに意味づけをするのだ．お気づきだろうが，ここで始語が出現するのだ．多くの言語において「ママ」といういくつかのバリエーションが同じ意味を持つというのは生理学的な偶然だけではない！　このようにして，親は子どもの始語に意味づけをするのである．低圧子音や母音に焦点を当てれば，この過程は単純である．口蓋裂の子どもが「mama, nana（おばあちゃん）, wawa, more, nana（バナナ）, nigh nigh (night night), meow, moo, neigh, wow, um, hum, ummy, yummy, nunu, hi」などの有意味語を話す，と親が報告するのはよくあることである．なぜかというと，これらの単語は親にとって非常に聞き取りやすい語だからである．

　声門破裂音は，すべての文化においては乳児の喃語の中に登場する子音である．またある言語においては，声門破裂音は音素として存在する．これは，/p/と/b/が弁別的対立をしているのと同様に意味を区別する子音である．このような言語文化においては，声門破裂音を含む初期の喃語は，他の破裂音の喃語とは明らかに区別して強化されるようである．英語において，これは例にはならない．その代わりに，子どもは子音を「省略」していると知覚されるようである．

　子音や単語のバリエーションは，子どもが口腔音を作ることで増強されていく．前述の発話のすべてが「Uh-oh」であった子どもは，これが唯一親が理解できる非鼻音音節で，強化されてしまった例である．

12) 声門破裂音の予防

　口蓋裂のある子どもにとっての初期の自宅プログラムの主なゴールは，特に声門破裂音などの異常構音が定着するのを防ぐことである．先に述べたように，喃語にみられる声門破裂音は乳児の発達の中では自然のことである．ではどうやってこれらが主たる子音になるのを予防することができるのだろうか？　行動療法やオペラント条件づけのやり方を用いるのであれば，声門破裂音は無視をされなくてはならない．子どもを無視するのではなく，子どもが発した音のみを無視するというのは難しいことであるが，これはしなくてはならない．すでに述べてあるように，この非常に早期の発達の段階で，子どもが発した音声が正の強化子が与えられればその音声を子どもは繰り返す．子どもは自分の音声が無視をされると，大人の注意を引く音を選び，無視をされた音は音声のレパートリーからは消していくようである．負の注意（罰）であってもそれは子どもへの注意である．というのは承知のとおり，子どもはしばしば負の注意を受ける行動でも繰り返す．子どもにとってはそれがいくら負の注意であっても，何の注意も引かないよりはましだからである．子どもの喃語の中に声門破裂音の連鎖（あるいは「母音のみ」），たとえば「ah-ah-ah」などであるが，大人は子音を付加してその音節を「ba-ba-ba」というように繰り返す．「I said you said」ゲームの中で，子どもは大人の発話を模倣しているが「ah-ah-ah」としか聞き取れない発話の場合，大人はそれに鼻音を加えた「mamama」といいながら，歌うような声で微笑みながら何度もその音を繰り返す．この種のモデリングと反応形成は喃語自体を強化し，より適切な音遊びのモデルを示す．子どもと親は，子どもが面白がっているうちはできるだけ長くこの遊びを続ける．親は，数回の「自分の番」の後に，「ba-ba-ba」というように，子どもが言えそうな音節に変えるとよい．仮に結果が「ah-ah-ah」という声門音であれば，大人は音を「ma-ma-ma」へ戻し，そして子どもが鼻音連鎖を言っている間に子どもの鼻孔を優しく抑えて，呼気の流出を阻害してやる．子どもの喃語の傾向として，鼻孔を閉鎖することにより口腔で産生する「ba」に移行していくことが多い．そして子どもは，音を聞きながら聴覚フィードバックをし，口腔内で破裂音を産生する感覚を覚え始めるであろう．

13) 子どもの発話を無視する時

　スキナーの行動学習理論は反応が強化されなければ，代替の反応が試されるとしている．幼児が音レパートリーの中にいくつかの口腔音を持ち合わせているのであれば，ある可能性が期待できる．子どもは/ba/を産生できるが，声門破裂音を/ba/の代わりに使用する場合，周囲の大人はその声門産生の音は無視しなくてはならない．たとえば，18カ月の子どもがミルクを欲しがる際に，彼は「baba」と言おうとしているが結果的にそれを「ah-ah」といった場合である．彼が「ah-ah」と言った時に理解できない風を装い「ba-ba?」と聞き返さなくてはならない．そして子どもが試み続けるように促

さなければならない．親が反応するのにあたって気にかけなくてはならないのは，/b/という音が子どもの音レパートリーに存在するのか否か，それが定着しているのか，それとも浮動的に出現するのかという点である．仮にレパートリーには存在しない，あるいは浮動的に出現するのであれば，親は正しい音のモデルを示し続け，鼻音/m/と前述の鼻孔を抑える「トリック」を使って子どもが声門破裂音を用いないで単語を産生できるようにし，そこで子どもにミルクを与える．一方では，子どもが，訓練中に音連鎖や単語の中で/b/をすでに産生できるのであれば，親は子どもが発話の中に/b/という子音を正しく言えるまで，彼の要求が分からないふりをしなくてはならない．重要なのは，周囲の大人は声門破裂音は無視するが，子どもらがコミュニケーションをとろうとしてくれることを大人は喜んでいるということを，子どもにわからせることである．

14）直接的訓練を始める時

　早期介入のコンセプトは直接的な構音訓練は行わないということではない．もし，親が現行の刺激を6カ月間与え続けても子どもがそれに応えられない場合，より直接的な治療方法の必要性が示される．その時，施療の主は専門家であるSLPへと移行し，訓練中は親も同席の上で，SLPは，訓練以外の日に行う構造的な短い課題を親へ出す．仮に治療がSLPによるものに移行したとしても，すべての訓練に親が同席するのは基本である．われわれの経験の中で，訓練中に洗濯をしに席を外したり，子どもがSLPといる間に，その他の家事を行うなどという親を見てきた．決して構音訓練の時間を「託児」や見るだけのスポーツと考えてはならない．親は積極的に各セッションに参加しなくてはならない．そうすることで親は現在行われている訓練を自分も受けることができるし，また子どもの治療に関与ができる．そして，SLPがいない訓練時に，セラピスト役をつとめる親へ，子どもは戸惑わずに反応できるようになる．

第5章
早期介入を終えてその後:就学前から思春期にかけての治療モデル

　理想的には,口蓋裂を持って生まれた子ども,あるいはVPIが疑われる子どもは出生後1年以内にそれが発見され,そして早期介入を受け,正常な構音を発達させることが望ましい.残念ながら,これは理想論である.構音に問題のある口蓋裂の子どもの多くは,年齢が増してから治療を受けている.

　同時に,早期介入が失敗した,あるいは受けられなかった子どもや,10代の若者たち全員に構音訓練が必要であると考えてはならない.患児が大きくなるまで介入が必要ない場合もあり,その状況下では外科的治療や矯正治療などの様々な種類の治療が行われる.言い換えれば,SLPによる介入は子どもの成長や発達にあわせて,様々な段階で必要となる.SLPが口蓋裂児やVPI患児の治療に異なる発達段階に関わるという点に加え,治療モデルや,治療を受ける施設,スケジュールなどの治療側面について考えてみよう.

1. 構音訓練チーム

　口蓋裂あるいはVPIを持つほとんどの子どもは口蓋裂チームあるいは顎顔面チームによって定期的に評価される(されなくてはならない).様々な分野から出される治療案は,可能な限りの最良の治療を提供するべく最終的にはまとめられる.その中でSLPはチームの中の外科医や矯正歯科医と相談をしながら,患児の構音発話の状態と治療の時期を照らし合わせ調整していくという重要な役割を担う.というのは外科や歯科矯正の治療というのは発話に影響を与え,また逆に発話の問題により影響を受けるものだからである.

　地理的かつその他の理由で,ほとんどの口蓋裂患児は継続的な構音訓練を自宅の近くの学校で受けている.すなわち,「口蓋裂言語」を呈する患児の多くには,口蓋裂チームと地域のSLPの少なくとも2人の言語専門家が関わっている.患者のニーズに見合うように,専門家がお互いに協力できる関係を確立し,構音訓練チームとして働くことが重要である(Golding-Kushner et al., 1990).双方のSLPのコミュニケーションを円滑に行うためには親が主導的役割を担う.彼らの積極的な協力が得られないのであれば,SLPから親に働きかけ,協力体制をとることが子どもにとって一番の利益になることを説明しなくてはならない.

　驚くことに,地域の専門家とチームのSLPとのコミュニケーションの橋渡しをする

のを嫌がる親もいる．地元で構音訓練をする専門家が，子どもの学校のSLPである場合である．VCFSなどの症候群の診断を受けた子どもを持つ親の中に特に多くみられる．彼らが懸念するのは，子どもに対する教師の評価が下がり，それにより子どもが差別されるのではないか，ということである．彼らは，子どもが受けている構音訓練は，全く別の側面からの支援として受けていると主張し，学外で起こるいかなることは，学校とは直接的な関係はないと信じている．しかし，このような態度で臨む親は，自分は子どもを守っていると信じているのは明らかだが，それは子どもにとって最善でないことを理解して欲しい．教師は子どもを低く評価しようとしたり，失敗することを期待しているのではない．むしろ，教師が興味を持っているのは，それぞれの子どもにとって最良の教育方法を見つけることである．VCFSの子どもの例では，診断について理解することは子どもを教える上で教師の能力を高める．多くのVCFSの子どもと過ごす中で，どのような指導が一番効果的であるのかという情報の量は日々増えていくからである．同様に，学校のSLPは，患児の発話に影響を与え得る治療方針を決定している他者（チームの人間）とコミュニケーションをとることで，患児にとって最良の方法で訓練や指導をすることができるのである．

2. 就学前の口蓋裂患児

　アメリカでは，3歳から5歳までの発話の問題を呈する子どもは，地域の学区を通じて連邦政府補助金である，Individuals with Disabilities Act（IDEA）という支援サービスを受ける資格がある．場合によってはSLPと初めて交わる機会となることもある．学校で受ける構音訓練は早期介入（Early Intervention Programs：EIP）で受ける訓練内容と多くの点で異なる．相違の中の大きな問題は，一度学校職員が訓練を引き受けると，その訓練過程に親を介入させないことである．この状況では親がフルタイムの代理セラピストになるのは難しく，また構音訓練は「練習」するものであり，日常生活のルーチンの中に組み込むものではないと親に思わせてしまう．

　その他の就学前プログラムとEIPの違いは，多くの場合において学校側が強調するのは，子どもを集団の中に「包含（インクルージョン）」して，「教室内で支援」を行うことなのである．従前より行われてきた個人あるいは小集団の構音とことばを引き出す訓練よりはむしろ，教室内の子ども集団の中で，発話の「向上」と言語刺激を与えるというのが学校の哲学と習慣であるということを意味する．残念なことに，「口蓋裂言語」を呈する子どもにとってはこの方法は適していない．こうしたやり方は，特定の子どものニーズと，「子どもにとって社会的に何が最も良いか」また「納税者にとって経済的に何が最も良いか」に関する行政側の意見とは合致しないことがある．そのことを子どもに関係する他のチームメンバーや，地域行政を説得しなければいけない立場の人間で

ある学校のことばの専門家には大きな負担となる．この問題はIEP（Individual Education Program：個別教育プログラム）の「I」のように「Individualized（個別化）」にすれば簡単に解決できるかもしれない．しかし残念なことに，実際には，「個別化」としてしまうと，親やSLPが，特別支援教育とは敵対する立場に子どもを置くことになる．

　個別化の課題は過小評価されてはならない．「インクルージョン教育」の近年の傾向では，特別支援が必要な子どもを他のクラスメートと分離しないように設計されている．この背景には，問題を持たない子どもと一緒にいることは「正常」な子どものできることを教え，また良い発話，言語ならびに行動モデルを遅れのある子どもに示すことができる，というのがある．すべての子どもが一緒に学び，遊ぶことが社会的利益であるという点が強調されている．主義としては良いのかもしれないが，代償的な誤りを呈する子どもは正しい構音を学ばなくてはならず，それには集中的に個別で週3～5回行われる構音訓練が必要である．教室の片隅で色々な子どもに混じって行われる「ゆっくりと長期にわたって行う構音向上プログラム」より，集中的に最も早く構音を修正することが，子どもにとっては何よりも有益である．室内の気が散る要素から子どもをできる限り離せば，訓練課題に集中できるだろう．友達や教師と一緒にいる教室では注意がそがれる要素をなくすことはできない．学校の構音訓練を行う場所は，小さく，色々な物で雑然としているだろうが，それでも注意を散漫にさせる要素を最小限に止め，最適な環境を設定できる．たとえば，材料や文具などが置いてある棚は布で覆ったり，カーテンで窓も覆うことで，注意を妨げるものがない空間で子どもは着席していられる．

　代償的な誤りを呈する子どもは，個人ベースで週のうち少なくとも3回は訓練を受けなくてはならない．教室での訓練が個別訓練スケジュールのプラスアルファとしてあるならば，教師を訓練プロセスに関わらせるという利点があるので，通常の訓練時間の後の数分間だけでも良いから行うと良い．

　効率的に成果を上げるには，訓練は集中的かつ継続的に行わなければならない．前述のように，できるだけ長い正しい発話時間を毎回の訓練内で引き出さなくてはならない．訓練では日々の自宅訓練課題を出して，週のうち最低でも3回の訓練計画がたてられるべきである．そして，練習は学校が休みの時でも夏休みでも継続しなくてはならない．

3. 学童期の口蓋裂患児

　学校のSLPは，しばしば口蓋裂やVCFS，あるいはその他の口蓋裂を有する症候群の子ども達と関わる．この子ども達が複雑な発話の障害，あるいは発話の障害と言語発達遅滞を示す場合，SLPは時間割の作成，グループ分け，目標や治療方法の設定という課題に直面するであろう．似たような問題が，就学前の子どもにも起こる．時間割が

必要なのは同じである．異常構音を呈する子どもは，個人訓練が1回20〜30分で週に2〜5回必要となる．専門家は積極的にBlock Scheduling（※訳者注：1単元の時間を長くする時間割の組み方．1990年代のアメリカにおいてよく取られた方法であるが，近年では従来の時間割の組み方に戻ってきている）のような従来とは異なる予定の組み方を考えなくてはならない（Van Hattum, 1974；Goloding-Kushner, 1995）．この頻度で訓練が必要な期間は通常は6〜12カ月間であり，その期間を経て十分に上達したら，従来の隔週の訓練に戻る．強調しなくてはならないことは，隔週訓練において子どもが上達しないからといって，解決策は口腔筋機能訓練を行ったり，歌を教えたりすることではない．解決法は，自宅における日課を出す，高頻度な構音訓練スケジュールをたてることである．

　学校のSLPは，就学前やそれ以降の子どもが対象であっても，子どもの口蓋裂治療チームの一員としての重要な役割を果たさなくてはならない．学校の専門家は，子どもの訓練目標の達成度について理解しており，また子どもが新しく獲得した構音操作を教室内でどのような状況で使用できたかを確認することができる．学校のSLPは口蓋裂チームからの，発話や手術，歯科矯正に対する治療の情報をしっかりと書き留めておくように親に依頼しなくてはならない．また口蓋裂チームの治療予約はいつであるかを十分に把握し，現時点の進歩の経過報告を親に渡し，先方に持って行ってもらう，あるいは電話で直接チームのSLPに連絡を入れることで，他の専門家と子どもの情報を共有しなくてはならない．残念なことに，学校のSLPは子どもが学校を休むその日まで，口蓋裂チームの治療予約に気づかないことがしばしばあり，この時点ではすでに手遅れなのである．しかし，このような状況はSLPと親が定期的に連絡を取り合えば回避できる．そうすることで，SLPは他の治療の予定を知り，親は訓練で子どもが何を練習しているか，そして自宅での効果的な訓練方法を知ることができる．よくあるのは，親がこのコーディネーター役を引き受け，不幸にも学校と学外のSLP，治療スタッフと対立的な立場におかれ，不快な思いをすることである．対照的に，親は子どもを最もよく知る大人であり，子どもの治療を行う各専門家との連絡を取るのに最も自然な位置にいるのである．親を構音訓練の「輪（和）」の中に位置づけることで，SLPは前向きなかつ積極的な方法で親が子どもの治療のコーディネートをできるようにする．

　しかし親が認めているにも関わらず，情報保護や「縄張り」意識の存在により，学校のSLPと学外チームとの連絡が障害されるという学区もある．筆者が公立学校で働いていた時経験したのは，手術について，あるいはどんな問題についても，いかなる医師とも直接連絡をとってはならないと指導された．その種類の議論は，患者のことを何も知らない学校の看護師を通して行うべきであるというのが理由であった．SLPを落胆させるためにこの経験に言及したのではなく，逆に学校のSLPが，チームの一員として，活動的に役割を担って欲しいと願ってのことである．

4. SLPと思春期以降の口蓋裂患者

　様々な理由から幼少期に適切な構音に関する治療を受けていない，10代や大人の患者に接することがある．彼らが長年培ってきた話し方の癖はしっかり定着しており，自分は上手く話せないという自己イメージを持っている．早期の治療で発話が改善できずに，誤り音を呈したまま10代や成人を迎えた場合，彼らは敗北主義的態度をとり，自分を落第者だと感じ始める．また，仮に正しい発話を指導できるSLPに出会ったとしても，彼らは過去の経験より，訓練は発話改善には意味がないと諦めているし，また，訓練にフラストレーションを感じる．よって，訓練に対するモチベーションは欠如しているし，さらに，今まで正しい音の産生ができていないために，自身の発話の自己修正能力も培われていないので，誤りにも気づくことはできない．こうした過去の失敗経験から訓練に対するモチベーションが欠如してしまった若者たちの誤りを除去するのはなかなか難しい．また，もっと小さな子どもであったとしても，敗北感は訓練効果に影響を与える．

　思春期や早期成人期は，上顎牽引の外科的処置が行われる時期である．症例によっては，特定の発話の誤りに対するスピーチセラピーはこの外科治療が完了するまで延期されることもある．このような若者の中には，外科的処置によって口腔内の構造が変化した結果，構音訓練を必要とする場合もある．そこで彼らは初めての構音訓練を受けることになるのである．

5. 構音訓練に対する助成

　構音訓練を受けるのに様々な方面から経済的に援助される．先に話したように，出生後から3年までは，州，あるいは地方当局によって委託される早期介入プログラムを受けることが保障されている．3歳から18歳までは，州の教育局を通じて，学校で行われるプログラムへの経済的援助がされる．私立の学校へ通う子どもも，同じような構音やその他の特別な教育サービスを受ける資格がある．例によっては，学校以外の場所で行われることもある．3分の1の自己負担分については保険会社を通じて支払可能である．また，健康局から医療リハビリテーション活動局など州によって名称の異なる，州レベルでの経済的な援助は可能である．

　上に述べたそれぞれのプログラムは，詳細な認定基準を設けている．これは，構音と言語の両方あるいはどちらか一方に障害があり，治療を必要とする子どもが認定基準にそぐわずにそのサービスを受けることができないこともあり得るということである．EIP（早期介入プログラム）の基準は，障害の重症度と，影響を受けている「領域（言語，認知，社会性，運動性など）」の数によって制限を受ける傾向にある．学校におけ

第5章　早期介入を終えてその後：就学前から思春期にかけての治療モデル

るサービス受給の認定基準は，一定以上の重症度と，障害の「教育上の意義」に関する書類の両方が必要となる．有資格を決定する責任の多くは学校のクラス担任に置かれるが，中には発話を引き出すプログラムに支持的でない者もいる．教師は教育的意義を定める上で，学業の成績（教師や他の生徒が患児の発話を理解できない程の低い発話明瞭度，低い読み書き能力や音韻処理能力，また指示に従うことの苦手さなど）や社会的な問題（自意識や発話に対していじめられた経験の有無，質問に答えたり，教室内で声を出して話すことを嫌がるなど）を検討するよう求められる．皮肉なことに，明らかな構音障害を呈していても，学業的また社会的に問題のない子どもが資格を得ることは困難なのである．

　SLPは，構音障害があることと，構音障害としての資格を得ることとの違いを親が理解できるようにする重要な役割を担う．これは親が受け入れるには困難な概念である．特に無料サービスを受給できるというわれわれの社会においては．時には，親や教師，SLPは生徒に資格を与えるためにともに働きかけることができる．しかしながら生徒が資格を得られないという時期もある．

　私設診療所や他の場所での治療を探している患者にとって，似たようなジレンマが存在する．構音や言語訓練サービスに対する個人保険の保障は多様である．ある保険規約はすべての訓練への保険金支払いは排除している．またある保険では，すべての治療費を保障するというものもある．または，病気あるいは事故による発話障害のための通院（訪問）の限られた回数だけは支払いするというものもあるが，「発達」障害やそれに関係する先天的疾患は排除している．また，「医療的に必要である」と保険会社の審査員から認められた手術後の限られた回数の通院（訪問）や，治療のみ支払いするという規約もある．咽頭弁手術に先駆けて異常構音を除去する構音訓練が医療的に必須であるとするのは可能である．なぜならば外科的治療方針やはたまた手術が必要かどうかは，訓練の結果によって変わり得るからである．しかしながら保険会社は，発話明瞭度を高くさせることは医療的に必要だとみなさない．保険会社はこれを教育上の問題であるとみなし，子どもの通う学校を通してサービスが行われるべきであるという主張をよくする．地域教育委員会によって教育上には影響がないと定義されている障害である，キャッチ22（VCFS，22q11.2欠失症候群）の存在がある．SLPは彼らの特定のニーズや治療が必要である旨を記した報告書や手紙を作成することで親のサポートができる．しかしながら，最も悪いのは保険によるサポートが得られないことである．子どもが必要なサービスを受けることを保証する最終的な責任は親にあり，政府や学校，個人保険会社ではない．要するに，サービスに対しては自己負担になることが多くなってしまうのである．

第6章

異常構音を除去する方法

　異常構音を除去する訓練とはシンプルで時間はかからないものである．構音訓練には，行動調整原理の応用と，オペラント条件づけ，スピーチ産生メカニズム，そして最も重要な，スピーチ産生の過程の中のどの構成要素が，あるいは何が誤っているのかを理解することが必要となる．治療を計画する上での最初のステップは，構音検査の実施と単語，文章，会話の中における音声の分析である．実施する構音検査では，母音，二重母音，子音，子音結合（子音 -blends）が語頭，語尾，語中に含まれるものでなくてはならない．単語や文章のサンプルは言語性テストを補うものを抽出し，そうすると会話の中での発話分析にも使うことができる．これは，発話を分析するにあたって必須要素である．というのは，構音能力，呼気鼻漏出，開鼻声というのは，単語，文章レベルと会話とでは異なるからである．

　構音検査の結果と会話中のスピーチサンプルは，構音点，構音方法，有声・無声に関して分析されなくてはならない．そして，スピーチセラピーの開始時期や，訓練での適切な目標の選択を決定できるように，誤りが発達性のものであるのか，それとも代償的なものなのか，必然的なものなのかを，分類しなくてはならない．発音の区別（咽頭破裂 vs 喉頭破裂）を聞いて行うのは困難かもしれない．これらの区別は訓練計画を立てる上ではそれ程重要ではない．なぜならば訓練の焦点は目標音をどのように正しく産生させるかであり，誤り音にあるのではないからである．しかしながら，その中でもいくつかの区別は診断をする上で重要である．たとえば，軟口蓋破裂音と口蓋化破裂音の聞き分けをするのは難しい．しかし後者は口蓋瘻孔の存在の兆候でもあるので区別が重要になってくる．

　従わなくてはならない一般的な原則は**表 6-1** ならびに以下に記す．

1. **患児と親に問題の理解をさせる**

　　患児が理解できるレベルの適切な表現で，発話を修正する過程を，親と患児に説明しなくてはならない．そして誤りの本質が定義されなくてはならない．すべてを説明すると，それは子どもの理解を超えるが，小さな子どもでも「咳の音」あるいは「のどの音」は間違いで，「オエッとなるもの」であり，彼らは「良い音」「風の音」「お口の音」を学ぼうとしているのは理解できる．

第6章　異常構音を除去する方法

表6-1　訓練計画の原則

全体
1. 親と子どもが，問題を理解していること．

目標音の選定
1. /h/から始める．
2. 簡単なものから複雑なものへ移行していく．
3. /h/の導入の後は，後方音の前に前方音の訓練を行う．
4. 次の音の促進剤となるべく，一つの点を変えるだけでよい音を用いる（たとえば，構音操作は同じで構音点だけを変える，というようなもの）．

訓練レベル
1. 早いうちに，意味のある音や単語へ移行する．
2. 正しく産生できる音だけで構成された単語を集めた単語集を作成する．
3. 複雑度を上げた際には，訓練評価基準に則る．

強化
1. 最初は，強化子は決まったペースで与える．
2. ことばによる強化子は特定のものでなくてはならない．構音点と呼気流出の方法についてキューと強化子を与える．
3. 食べ物などの初歩的な強化子は避けた方がよい．
4. トークン強化子や，強化子となる遊びは，短時間かつドリルに沿ったものでなくてはならない．

表6-2　声門破裂音を除去する方法

1. オーバーな気音で破裂音をささやきつつ，漸次VOTシフトをゆっくりにして最後を有声にしていくようにする．
2. /h/を引き伸ばして言いながら，口唇や舌の動きをつける．
3. 通鼻音をいわせながら鼻孔を閉鎖する．

2. 柔らかいささやき声か持続させた/h/の導入で声門での構音パターンを打破する

　　声門を開放させ続けるという方法で声門破裂音を除去することは簡単である．それには柔らかいささやき声，オーバーな気音発声，/h/を持続して言わせるなどがその例である（**表6-2**）．声門摩擦音は声門が開いた状態でしか作られない音で，声門破裂音と一緒に産生されることはない．他のすべての口腔で産生される子音というのは，この音から形成されている．というのは，これらの音は/h/を起原とする外へ向かう呼気流によってつくられているからである．/h/をその他の音への導入音として使用するならば，/h/産生に必要な簡単な口腔からの呼気流出を持続させ，そこで，適切な口腔の動きを重ねて，他の音が産生できる．よって，/h/は声門での構音パターンを打破するために，また声門が開いた状態で柔らかく呼気を口腔から出すことを教えるために，最初の音として導入し，次には他の音への導入音として使えるように最初に取り掛かるのである．患児の年齢を考慮する必要はなく，/h/は最初の目標音として設定する．それから，目標とする音の選択や順序において，発達性の構音獲得順序を考慮しなくてはならない．

目標音は子どもの成熟度に応じたものでなくてはならない．一般的には，/h/から治療が始まり，それから口腔前方で産生する音，次に後方で産生する音へと移行させる．選択する特定の音は被刺激性テストの結果に基づいたもので，なおかつ，子どもにとって最も産生しやすい音から始めなくてはならない．

3. **無意味音節から CV 構造の有意味音節，CVC 構造の単音節単語へは素早く移行すること**

　　正しく構音できる音のみを用いた単語集を作成する．そして，新しい音の構音方法を学んだあとも，「昔使っていた」音は，音韻的に複雑にした単語の中で引き続き練習する．訓練を受けていない聞き手（これには患者自身やその親も含む）は，しばしば語の中の特定の音に焦点を当てることに困難を示すので，この方法は有益である．語の中の目標音が正しくても，その単語は正しくないことに気づける患児や親は，混乱するかもしれない．子どもと親にとって単音レベルの正確さと単語レベルでの正確さの違いを見出すのは困難かもしれない．オペラント条件づけを効果的に行うために，刺激と反応はあいまいであってはならない．ただし，この例外は口腔内圧を必要としない音を含む単語の中には，たとえば/r, l/の音が語尾にある単語などだが，小さな子どもの世界においては言語学的に重要であり，これらの音が異常構音になることはあまりない．例を挙げれば，「more, ball, doll」などの単語である．

4. **各セッションにおいて，引き出された正音の数を最大にするために，すべての提示に対して複数回の繰り返しを誘導する**

　　Hoch et al.（1986）は，各セッションで最低でも 100 個の正音を引き出すことを主張した．これは，そのセッション用に準備したドリルを使用することで簡単に達成できる．繰り返しは決してゆっくりと途切れ途切れでさせてはならない．むしろ，練習の1サイクルは，少なくとも5回は連続して早く繰り返さなくてはならない．すなわち，100 個の正音を達成するためには 20 個の異なる刺激が必要になる．幼児（2～3歳）の音を顕在化させるという過程は通常は遊びの中で行われるので，そんなに多くの応答を引き出すのは困難である．よって，最小限の目標は，30分で 50 個の正音産生で良いだろう．特定の訓練方法については第8章で述べる．

5. **必然的な誤り音は訓練で除去することはできない**

　　呼気鼻漏出や鼻雑音などの VPI に起因する必然的な誤りに対する発話訓練は不適切であり禁忌である．先の章でも述べたように，他の構造的な異常が必然的な

誤りを導いている．たとえば，重度の中間顎突出の患者にとっては，両唇を閉鎖することは不可能である．このような症例においては，解剖学的な適応行動で産生している音であるのかどうかを分析し判断しなくてはならない．そうでない場合，あるいは短期間内（6 カ月）に身体的管理が行われない場合，また発話明瞭度が明らかに低い場合は，明瞭度を高めるための代償的な方法を指導することを念頭におかなくてはならない．

6. 直接的かつ明確にするべし

患者には舌や口唇の正しい置き場所や使い方を指導しなくてはならず，またどのように口腔から呼気を出すかも指導しなくてはならない．（Golding-Kushner, 1989；Golding-Kushner, 1995）「口から風をだす」などの指示は摩擦や歯擦音産生には，便利である．

1. 特定音（目標音）の誘導の方法

最も有効な方法は，正しい構音点や構音方法を強調した伝統的な構音訓練の中で特に「風」を作ることを強調するものがある．しかし，口蓋裂に伴う代償的な誤りは，その他の「特別」な方法も必要となる．多くの訓練において筆者は，Morley（1970）や Van Riper（1972）らの先駆的な方法に基づいて多少の変化を前述のように加えている（Hoch et al., 1986；Golding-Kushner, 1989；Golding-Kushner, 1995）．音の選定には各音の特徴に関する知識と正常な音韻発達年齢についての知識が必要となる（**表 6-3，6-4**）．

1）訓練開始：/h/

異常構音の治療は常に/h/から開始しなくてはならない．/h/を教えるということは，子どもに口を広く開けて溜息や息を出すことを教えなくてはならない．触覚的なキューやフィードバックは，開いた掌の上に息をはき出すことで行える．年少の子どもには，SLP は「私を吹き飛ばすくらいの強い風を出してごらん」などと言って，口腔から呼気を出すように促すとよい．幼児は大きな風のある溜息で大人を倒せる自分の「力」を非常に楽しむ．SLP や親が，口腔から呼気を出す/h/に満足したら，大人は「倒れ」て見せて，「私を吹き飛ばすくらいの強い風を作ったわね！」と言えばよい．幼い子どもが楽しめる他の/h/の訓練には，サングラスに息を吹きかけて「きれい」にするというものがある．子ども達は大人がやるのと同じように呼気を口腔から出して，サングラスをきれいにしようとする．大人にとっては子どもが本当に/h/の音を使ってサングラスをきれいにしているかどうかという事実は気にしてはいないが，/h/は最初はささやき

表 6-3　アメリカ英語における子音分類

IPA	音	獲得年齢	構音点	構音方法	有声/無声
両唇					
m	m	2歳	両唇	鼻音・継続音	有声
b	b	2歳	両唇	破裂音	有声
p	p	2歳	両唇	破裂音	無声
w	w	2歳半	両唇接触をしないで両唇の丸め	継続音	有声
f	f	3歳	唇歯	摩擦音	無声
v	v	5歳	唇歯	摩擦音	有声
舌：前方					
θ	th	6歳半	舌尖-歯間	摩擦音	無声
ð	th	6歳半	舌尖-歯間	摩擦音	有声
n	n	2歳	舌尖-歯茎	鼻音・継続音	有声
d	d	3歳	舌尖-歯茎	破裂音	有声
t	t	3歳	舌尖-歯茎	破裂音	無声
l	l	5歳	舌尖-歯茎	側音・継続音	有声
z	z	6歳	舌尖-歯茎	摩擦音・継続音	有声
s	s	6歳	舌尖-歯茎	摩擦音・継続音	無声
舌：中央					
ʃ	sh	5歳	舌端/舌尖-後部-歯茎	摩擦音・継続音	無声
ʒ	zh		舌端/舌尖-後部-歯茎	摩擦音・継続音	有声
j	y	4歳	舌端/舌尖-後部-歯茎（接触無）	継続音	有声
tʃ	ch	5歳	舌端/舌尖-t+sh	破擦音（破裂音＋摩擦音）	無声
dʒ	j	5歳	舌端/舌尖-d+zh	破擦音（破裂音＋摩擦音）	有声
舌：後方					
ŋ	ng	4歳	舌（中央)-軟口蓋	鼻音・継続音	有声
k	k	3歳	舌（中央)-軟口蓋	破裂音	無声
g	g	3歳	舌（中央)-軟口蓋	破裂音	有声
r	r	6歳	接触をしないで舌-反り舌	継続音	有声
咽頭					
h	h	2歳	接触のない声門	帯気音・継続音	無声
ʔ	ʔ		声門	破裂音	無声

獲得年齢は語頭の目標音を90％以上の子どもが構音できる年齢とした（ただし語中あるいは語尾のみに出現する/ŋ/は例外とする）．(Fudala, 2000)
破裂音は3つの構成要素から成る：閉鎖・開放・気音である．
語頭あるいは語尾における破裂音の有声—無声の違いは，後続母音のVOTの変化によって生じる．
語尾では，有声破裂音の後の呼気放出量は少ない．

声などで，単独に作らなくてはならず，呼気を持続することで，口腔内の空気の流れが継続される．

　次のステップは/h/＋母音（V）の音節を作ることである．これで正しく構音できる最初の単語集が作れる．母音は有声なので，無声から有声への移行を教えることで，呼吸と咽頭の動きの協調運動を誘導することになる．有意味音節はたとえば「hay, he, high, hi, ho, who, huh」などである．もし子どもが「Who（誰？）」の質問をするの

表6-4 アメリカ英語における母音の分類

IPA	語例	円唇性	上下	前後
u	who	円唇	狭	後舌
o	toe	円唇	半狭	後舌
ɔ	ball	円唇	半広	後舌
a	hot	非円唇	広	後舌
i	tea	非円唇	狭	前舌
e	say	非円唇	半狭	前舌
ɛ	bed	非円唇	半広	前舌

には年少過ぎる場合は，ぬいぐるみを用いて動物の鳴き声を作ることで楽しみながら訓練が行える．フクロウの鳴き声が「Who」を作らせるのに適している．/h/＋母音という単音節が産生できた場合，「hah-hah」（ふざけ笑い）や「hee-haw」（馬の写真やぬいぐるみを利用して）など子どものレパートリーを増やすために複数の音を誘導すればよい．/h/は，母音を後続するのに先駆けて長く言わなくてはならない．声門破裂音が二重構音でみられたり，あるいは挿入されたりする場合，その単語の音すべてが10回連続して正音で構音されるまではささやき声で発話させなくてはならない．そのあと，持続時間を長くした/h/の後の母音の有声化を導入する．重度の構音障害を呈する患者にとって語頭単語のリストには限界があるので，/h/＋母音あるいは/h/＋鼻音という組み合わせの単語（hay, he, hi, high, ho, who, ham, hem, him, her, hum, honeyなど）を入れるとよい．目標語のドリルは訓練の進み具合に合わせて多様化していく．

2) 母音

母音/o, u, ɔ/の産生には口唇の丸めと突出が必要である．/ɑ/と/ʌ/には口の開きが必要であり，/i/（teaの/i/）は口角引上げ，/e/（dayの/e/）では僅かな口の開きと口唇の引き上げが必要となる．二重母音/aɪ/（hiの/aɪ/）では/a/の口の開きから/i/の口唇を引張っていく．よって，この二重母音は/i/を教えた後に指導しなくてはならない．/ɔɪ/（boyの）の二重母音は，/ɔ/と/i/それぞれが導入された後に指導されなくてはならない（**表6-4**参照のこと）．母音が歪んでいる場合は，CV（/h/＋母音，あるいは/m/＋母音）の音節を使って訓練しなくてはならない．母音が語頭にある単語で訓練してはならない．なぜならばこれは声門破裂音を誘導しかねないからである．口唇の形に対する視覚的なモデルと，ことばによる指示を組み合わせた聴覚的なキューは，母音産生の促進には良い．よって，舌を後方に引いて産生する母音（後舌母音）は，後方で産生する子音の訓練がまだまだ先に取り組むことにされていたとしても取り入れる．前舌・後舌母音は/h/や両唇音と結合することができる．しかし，舌音を誘導する時には，前舌母音は，前舌子音とよい音韻的な前後関係にあるので，前舌子音と後舌母音を結合させ

るよりも前に取り入れなくてはならない．同様に，/k, g, ŋ/などの後舌子音は後舌母音とまずは結合させて，その後に前舌母音と結合させるべきである．

3）口腔内圧の低い前方音
（1）両唇半母音

早期に獲得するもう一つの音は/w/である．これは母音のように，多くの場合において正しく産生される．しかし，この音を正しく産生できない場合，/h/が誘導された後に訓練されるべき音である．その理由は，この音は両唇音の位置（閉鎖はしない）であり，前方で作り，視覚的に確認しやすく，鼻咽腔閉鎖を必要としないからである．よってこれは子どもが最も早く学ぶ音であり，正の強化子を与える機会が多く，子どもが構音訓練に対して「自分はできるんだ」という自信を持ちやすい．/w/を教えるのに最も簡単な方法は，「oooooooooooo（ウーーーー）」（「moo（ムー）」にあるように）と持続させ，そこで［ahhh］（「hot」のように）と移行させることである．［oo］産生時の「尖らせた口唇」から「ahh」へ口を広げることで/w/を産生する結果となる．母音や/o/産生に子どもが口唇の丸めと突き出しを省略した場合は，音声産生のための口唇使用をさせるには最も適した方法である．口唇の動きは，口唇の突き出しや丸めが使用される音を産生することで得られる．これは，口唇「機能運動訓練」を「口唇の可動性を高める」ために行うよりは，より効果的で能率が良い．口腔機能運動訓練で用いられるスキルは，言語音産生時に必要となる同じような運動（動き）へは自動的に移行されず，この種の構音訓練が必要な人には不要なステップである．口唇形成術を受けた子どもの多くは，発話のためには十分に口唇を丸めることができる．重度な瘢痕が残ったり，口唇組織が不十分，中間顎が突出している場合ですら口唇の動きを利用した母音と子音の訓練は，単に口唇運動を行うより，効果的であり能率が良い．

（2）両唇通鼻音

子どもが通鼻音をうまく構音できないようであれば，次に導入される目標音は/m/である．これはまず口腔前方に働きかけるという原則に基づく．理由は，声門あるいは咽頭の代用から音を遠ざけ，構音を視覚化するからである．/m/産生の指示は，「口を閉じ，ハミングする」である．このハミングをする時に，声門破裂音を産生するのは不可能である．また同時に，この音は/h/産生時の身体的なすべての側面とは正反対の音なのである．よって，/h/が導入された後にこの音を練習すると混乱を招かない．この音は，/h/が解放，無声，口腔音であるのに対し閉鎖，有声，通鼻音なのである．最初の/m/＋母音の有意味音節や単語には，「may, me, my, mow, moo, meow, more」などがある．一度子どもが/m/が語頭にある単語を正しく産生することを学んだら，/h/を使った1音節の単語で/h/が語尾にくるもの，あるいは/m/が語尾にくるような単語を練習するとよい．たとえば，「home, him, ham, hum, hem, mom」などである．/m/が語中にあ

る単語は，「hammer, mommy」などで練習できる．単語集はすでに導入された音から成り，複数の目標音の練習を重複した音の並びの中で行うことができる．もし，/m/が正しく産生された場合，目標音の練習のために挙げられた単語は子どもが「正しく産生できる単語」のリストの中に加えられ，/m/は訓練の中で練習する音ではなくなる．

4) 口腔内圧を必要とする前方音：両唇破裂音

　次に導入される音は/p/である．多くの小さな子どもは，有声破裂音よりも無声破裂音の方を簡単に産生する．無声音では声門解放時間が長いために，目標音と声門破裂音との違いが，有声破裂音よりも顕著だからである．また，有声破裂音の産生は声道における呼気圧が無声破裂音よりも高いことも関係している[*1]．すなわち，無声音よりも有声音を産生することに鼻咽腔閉鎖機能はより重要だということである．無声破裂音を産生中は，呼吸や呼気が口腔から流出することへの注意が高まる．この音の産生は，声門破裂音になる場合と構音点が物理的に離れることになる．よって，/p/の指導は/b/に先駆けて行う．この練習には，/h/を誘導音として使うことができる．/h/を使って/p/を誘導する手続きは，Hoch et al.（1986）とGolding-Kushner（1995）による記述に基づいている．/p/産生するには，/h/を持続して言わせ，そこで口唇を閉鎖させ開放させる．/h/の喉頭の動作が（i.e., 呼気流出）が続き，喉頭で阻害を受けないようであれば，口腔音で気音である/p/が声門破裂音を伴わずに産生される．/p/を発した時に声門破裂音が含まれていない，あるいは二重構音になっていないことを確認するために，慎重に音を聞くことは基本である．

　最初の導入時，/p/を発するときは大げさに呼気を出す．やわらかくたくさん呼気を出す/h/の持続は，通常は声門のパターンを打ち破る．なぜならば，これには声門が開いてなくてはならず，この開いた声門というのは，声門破裂音産生の身体的レベルでの運動に相反するものであるからである．出す指示は「大きな/h/を作って」と言えばよい．この手技を使って，「Pay」という単語は，/p/＋「hhhay（ヘーイ）」と産生させる．やわらかい過剰な呼気放出は，正確さが上がれば徐々に消えていく．「Pay」という正確な単語産生に近づける一連の流れは次の通りである．各例は少なくとも5回ずつは連続して正しく言えなくてはならない．これは，4回目あるいは5回目に正音産生ができなかった場合は，1から数え直さなくてはならない．例の中では，繰り返している文字は伸ばす音を表しており，下線部は有声音である．

訳者注：[*1] 無声口唇破裂音/p/の方が/b/の有声口唇破裂音よりも口腔内圧が高いという報告（藤原百合，平本道昭，川野通夫；鼻咽腔閉鎖機能の空気力学的検査の検討，済世会中津年報，6（2），38-44，1995）や，ピーク時の口腔内圧平均は無声破裂音の方が，有声破裂音よりも高いという報告（Elaine T. Stathopoulos；Relationship between intraoral air pressure and vocal intensity in child and adults, Journal of Speech and Hearing Research, 29, 71-74, 1986.）もある．

p^{HHHHHH} aaaaay	（すべてささやき声）
p^{HHHHHH} aaaa<u>ay</u>	（母音を無声で作った後に有声にする）
p^{HHHHHH} <u>aaaaay</u>	（母音は有声にする）
p^{HHH} <u>aaaaay</u>	（呼気時間を短縮する）
p^H <u>ay</u>	（通常の産生方法）

　次に導入されるべき音は/b/である．刺激音（導入音）が必要であれば，/m/あるいは/p/を使えばよい．/b/は/m/とは二つの点から異なる：それは，構音様式（閉鎖音 vs 継続音）と鼻音という点である．/p/との相違点は有声であるという点だけである．通鼻音である/m/を/b/導入のヒント音にする場合，[ma]などの/m/を含んだ単語を子どもに言わせるようにし，鼻孔を閉鎖する．そうすることで呼気は口腔から流出させられる．鼻孔を閉鎖した後でも，子どもには[ma]を言い続けるように言う．最初の2回の繰り返しの中では鼻孔は閉じず，2回の繰り返しを行った後で鼻孔をふさぐ．そうすることで/b/産生に成功する．そこでにっこりと微笑んで「さあ，続けて」と子どもに言う．ここで/b/という音を，鼻孔を閉鎖した状態で早く10回繰り返し言わせる．そうすることで子どもは[ba]という音に対する聴覚的に正しいモデルを築けるからである．そして，今度は子どもに[ba]を言うように伝える．この時もまだ鼻は押えたままである．もし子どもが声門破裂音に戻ってしまった場合は，再び[ma]に戻って，鼻孔を閉鎖して練習をする．[ma]を言わせながら，鼻孔閉鎖をして[ba]に強制的に変換して，子どもには「そうね，今あなたは[ba]と言えたわ，続けて」と言う．その音を[ba]と言う代わりに[ma]と言うのは，訓練を始めて間もない頃には有用である．というのは，もしあなたが[ba]というように指示すると子どもはたいていは声門破裂音を作るからであり，これでは鼻孔を閉鎖していても役に立たないからだ．さらに10個の正しい/m/（/b/になっているが）の産生ができたら，次には鼻を放す．そして子どもに[ba]を10回繰り返すように言う．それから鼻を押さえてもう一度10回繰り返すように言う．子どもには[ma]と言っているつもりが[ba]になるようにと言う．鼻をつまんで10回の繰り返しをさせる．もし誤り音が出た場合は1つ段階を戻して，その段階が5セット完全にできるまで行う（10個の正音産生のセットを5セット）．こうすることで，子どもは正しい[ba]を50個言ったことになる．これに要する時間は2～3分である．

　次のステップは[ba]を鼻孔を開放した状態でいうことである（[ba]を刺激音にする）．子どもには，いつもと同じ方法でセラピストが鼻をつまみ，始めることを伝え，子どもに同じ音を言わせ続ける．最初は同じ方法だが3つ目の[ba]産生ができたら次の[ba]では鼻孔を開放する．そしてその次の[ba]ではまた鼻孔を閉鎖する．そこで子どもには微笑みながら，「凄い，[ba]って言えたわね．同じ音がつくれたわよ」

という.もし子どもが声門破裂音を途中で作ったのであれば,また一つ前の段階に戻り,成功するまで練習を行う.次は,鼻孔を閉鎖した状態から始めて,2つ目の［ba］の後に鼻孔を開放する.その後は鼻孔を開放した状態で［ba］が10個言えるまで練習を続ける.これも一つの手なのだが,子どもに息を「止めている」間に音を作るようにいうのも良い.もちろんこれは実際にはできない.というのは話しことばというのは呼気流出があって成されるものだからである.だが,呼気を抑えるというのは,音の産生を容易にするようである.子どもが未手術や閉鎖をしていない口蓋裂を有する,あるいはVPIがある場合は,呼気鼻漏出は認められ,音の産生時に口腔内圧は減少する.これらは必然的かつ予想し得たことであり無視すればよい.しかし,SLP,子ども,親は/b/と/m/との違いを十分に知覚できなくてはいけない.

　もし子どもが,語頭に/b/を確立するのが困難な場合,/m/を刺激音として用いて語中,あるいは語尾のものを前述と同じ手技で導入すればよい.［ma］の代わりに刺激音は［am］でよい.この過程は/p/や/b/を促進するのに用いられる.たとえば,もし子どもが「hammer」と言えるのであれば,子どもにそれを何回か繰り返すように言う./m/が産生されている時に子どもの鼻孔を閉鎖すると,口腔から呼気が吐き出され,結果的に/p/や/b/の音になり,「hammer」は「hamper」になる.次のステップは/p/音節を繰り返し,結果的には「hamper-per」とすることである.子どもへの指示としては「風をたくさん出して音を作って」が良い.この方法は,語頭単語産生へ早く移行するのを促す.

　/b/産生の促進音に/p/を使うのは,有声と無声の破裂音の違いは,隣接する母音の「声の出だしの時間（VOT）」の違いであると考えられているからであり,子音の構音様式の機序によるものではない.子どもには「大きな/p/を作って」と指導するとよい./b/産生には,/p/の訓練に/h/を使うという既述の一連の流れに,次のステップを加える.

　　　p^H ay　　（通常の産生方法）
　　　<u>b</u>aay　　（呼気を徐々に消去し,有声音を早めに出し,結果的に/b/産生が導かれる）

　/p/と/b/が音節レベルと単語レベルで正しく構音できる音としてリストに加えられた場合,正確に産生される有意味語の単語集は次のことばを含むようなものに広がる.「bow, bow-wow, boo, map, mop, baby, Baby Bop, bear, palm, happy」
　口腔内で産生される破裂音が,語中あるいは語尾にある方が正音が作りやすいという子どもも中にはいる.このような場合において,目標音の前後文脈を考慮しなくてはならない.語中での産生が最も作りやすい場合には,口唇あるいは舌の動きが持続的に流出する呼気と重なるので,/h/を促進音として使うと効果的である.例を挙げると,/p/

を産生するのに，口を閉じた状態で/h/を持続させて，そこで口唇を開く．年少の子どもへの指示は，「風を外に出すようにして」と言えばよい．これははじめのうちは，「hap-ah」というささやき声になるが，口唇閉鎖後の音が有声化されたら，最後にすべてを有声化する．/h/も/p/も無声であるが，いずれも後ろにある母音は有声であるので，これらを徐々に有声化していく．次に示す一連の流れは筆者によるものである（1995）．各ステップは，それぞれが5回連続して正しく言えるまで繰り返す．繰り返し書かれている文字は音の引き伸ばしを意味しており，下線部は有声である．

HHHHHH AAAAAA	（すべてささやき声）
HHHHHH AAAP^{HHHHHH}AAAAAA	（すべてささやき声，両唇は閉鎖をしたままで）
HHHHHH AAAP^{HHHHHH}A<u>AAAAA</u>	（出だしの無声母音の後に有声を取り入れる）
HHHHHH AAAP^{HHHHHH}<u>AAAAAA</u>	（出だしの母音から有声にする）
HHHHHH AAAP^{HHH}<u>AAAAAA</u>	（p産生時の呼気持続時間を短縮）
HHHHHH AAP^h<u>A</u>	（通常のpの持続で語中で排出）
HH AP^h<u>A</u>	（呼気を短くしてpの持続）
P^h<u>A</u>	（語頭で通常の産生方法）

5) 舌尖音：低圧音

(1) 半母音

次に誘導されるべき音群は，通鼻音である/n/や破裂音/t/，/d/が後続する舌尖音の/j/（"y"）である．多くの子どもは/j/を産生することは可能であるが，それができない子どもがいる場合には訓練しなくてはならない．視覚的なモデル提示（「私をみてて」）と，大人による音モデルを模倣させるのは正音産生を引き出すのに十分である．この操作にはわずかな舌尖の「ひっくり返し」を必要とするが，他の構音器官との接触は必要としないのである．子どもは，音や「yea, yea, yea」と繰り返しながら遊ぶことが好きなので，ビートルズの「She Loves You」の音程に合わせて「I love you, yea, yea, yea」とふざけて歌う親やSLPと一緒に歌える．

(2) 歯茎鼻音

通鼻音である/n/は最初に導入されるべき舌尖歯茎音であり，舌尖歯茎音が産生できない子どもにとって，最も簡単な音である．また同じ構音点である口腔での破裂音を産生させるのに便利な促進音である．ことばによる/n/誘導の指示は，「口を開けて，舌を歯の中に入れて」でよい．舌の位置は実際には上顎前歯歯茎縁にある．しかし，歯と言った方が小さな子どもにはわかりやすいのである．/n/を誘導するのに，練習初期に使用すると良い単語の例としては，/h, p, b, m/を加えた「no, knee, neigh, new, nah, nine, mine, money, honey, pin, oan, pen, penny, pain, pine, bun, bin, bunny」などがある．

空間を意味する前置詞「in, on」はしばしば/n/が用いられる．しかし，声門での構音のパターンを崩すための練習を行っている時は，母音が語頭にくる単語を用いるのは注意しなくてはならない．

6) 舌尖音・高圧―歯茎破裂音―

　/t/と/d/という破裂音を誘導するにあたり，前述の/p/や/b/の誘導の仕方を応用するとよい．多くの子どもは，有声である/d/より先に，無声である/t/の誘導に対してより良い反応を示す．刺激音として/h/を使用するには，子どもは，舌で歯茎隆起部（歯裏）を軽くたたきながら呼気を引き伸ばさなくてはならない．この動作は結果的に「hatah-tah」という音になる．5回の連続した正音産生の後に，最後の母音を有声化させる．そして，徐々に母音を/t/に加えていく．この音の連鎖を産生している最中に鼻孔閉鎖し，5回の連続した正音産生の後に鼻孔を開放するとよい場合もある．/t/音を「激しく」「強く」あるいは「大きく」出すようにという指示は，/t/から/d/に変えていくのに使えるだろう．あるいは，「声を止めないで，そのままずっと言い続けて」という指示を出すのも良い．/n/を刺激音として使う場合は，無意味音節や，通鼻音と破裂音がペアになっている，すなわち「-nt,や-nd」を含む単語を用いるとよい．この段階までにすでに学んだ音を使った単語の例は，「pain, pant, mind, wind, windy, window, behind, around, moment, island, hand, band, bond, handy, Mandy, Monday, Indian, Mindy, panty, hunt」である．SLPは子どもが/n/を言い始めたら子どもの鼻孔を強く閉鎖する．子どもは舌を動かさないように指導されているので，鼻孔閉鎖することで破裂音が産生されるのだ．5回の連続した正音産生ができたら，子どもは通鼻音―破裂音を順番に鼻孔を開放した状態で作れるようにならなくてはいけない．チアリーダー的な役割のSLPは，継続的に，「OK，そうよ，じゃ今から風をたくさん作って，そうそれよ！　舌はそのまま動かさないで，そうそう．もう一度やってみて，そうね，今nnnnnnntで聞こえたわよ」というような言語的なキューや強化子を与える．もしも誤り音が出た場合には，今よりも一つ前の段階に戻り，5個の連続した正音産生ができるまで繰り返し行う．SLPは，指を使って数えることで，子どもが今何回成功し，あと何個正音を作らなければならないかを視覚的に子どもが確認できるようにする．子どもはすぐに，すべての音は5回うまく産生すればよいことを知る．子どもが5個の連続した正音を鼻孔開放した状態で産生できたあとには，鼻孔を閉鎖した状態で単語を言うと，/n/が省略され，その代わりにきれいな/d/を産生できる．そこで鼻孔を開放すると/n/を刺激音として用いないでも子どもは/d/を産生できる．練習の例は

　Hand（/n/が発声された後に鼻孔閉鎖　これを5回）

　Hand（鼻孔を開放した状態　これを5回）

　Hand（語全体を鼻孔閉鎖にて構音　これを5回）

Had（鼻孔を開放した状態　これを5回）

（もしも，「風さんの音にして」というキューを使うと，/t/が/d/の代わり，結果的に「hat」という単語が構音される．この段階において子どもは，「not yet」ということができる．これは，一日の中で子どもが何度でも繰り返して使えるフレーズである．こうすることで，子ども達が普通に言う「no」にバラエティーを加えられる．

7）後方音（軟口蓋音）
（1）軟口蓋通鼻音

最後の破裂音群は/k, g/である．これは，最も難しい音である．なぜならば，これらの構音点は後方位であり，声道の構造的に声門破裂音の構音点に近いからである．これらの音に最も効果的な刺激音は通鼻音/ŋ/であり，これは，常に語中あるいは語尾にくる音である．よって，/ŋ/は構音獲得順序としては後の方で獲得される音であるが，/k, g/が導入される前に練習しなくてはならない音である．/ŋ/音を出すには，舌背は軟口蓋と接触しなくてはならないが，これは決して咽頭後壁にではない．この点は，咽頭破裂音という異常構音を獲得しないようにするためには非常に重要なポイントである．音声的な関係でいえば，軟口蓋音/ŋ/の刺激音になり得るのは母音/i/である．それは母音/i/が他の母音の中で最も舌位が高い音だからである[注1]．子音/ŋ/は母音+子音+母音（VCV）構造の語中に埋め込まなくてはならない．たとえば/iŋi/というようにである．

もしも音声刺激が効果的でない場合，子どもに頭部前屈でゴクっと飲み込むふりをさせると良い．これは直立あるいは後屈した状態よりも，舌後方が軟口蓋に近づくからである．もう一つの方法に，SLPが舌圧子で子どもの舌を押さえながら，子どもに引き伸ばした/n/を言わせる方法である．これができた時，大抵の子どもは舌背を盛り上げて口蓋へ近づけ，きれいな/ŋ/を構音することができる．舌圧子の使用は，子どもが中舌―軟口蓋の正しい位置を学んだらやめる．そして，/ŋ/を含む単語を子どもの練習用単語リストに加える．たとえば，「hanger, hungry, hang, hunger wrong, wing, young」などである．さらには，「-ing」を動詞（/h, m, p, b/）に加えたものも子どものレパートリーに加えられるようになる．たとえば，「hopping, mopping, popping」などである．これらの群の最初の単語には/t, d, n/の前舌音は除かなくてはならない．なぜならば，前舌から舌背への移行という構音動作は困難であり，正しい構音点が確立されるまでは，子どもが混乱をしやすいからである．産生が容易である場合は，前舌音が含まれる，「running, tongue」などをリストに加えればよい．

[注1] 狭母音/i/は前舌音であると分類されている．舌端はコブになり，最も高位となる場所は口蓋の真中あたりに近接する．母音/u/は後舌狭母音であり，一番高位になる場所は軟口蓋に近い．しかしながら，軟口蓋子音を促進するには，/u/は軟口蓋破裂音になる代わりに咽頭破裂音を産生する結果になりやすい．一度これが起こった場合は，/u/は刺激音として使用するべきではない．

(2) 軟口蓋破裂音

軟口蓋通鼻音を伸ばして産生している間に鼻孔を閉鎖すると口蓋破裂音である/g/を誘導できる．破裂音の産生は前述のように，最初は/h/を用いて大げさに気音化しなければならない．子どもは/iŋgi‐iŋgi‐iŋgi/を繰り返すことで/nŋ/を語中で産生する．母音/i/は便利な刺激音である．なぜならばこれは狭母音であり，舌背を挙上させるからである．SLPが鼻孔を閉鎖すると，軟口蓋破裂音である/g/が現れる．他の便利な/ŋ/とペアになっている軟口蓋破裂音を含む刺激語は「uncle, hanger, anger, monkey, bank, dunk」などである．次のステップは/gi/という音節を産生することである．これは，/iŋgi-gi/というように作られる．語頭での産生を確立するために，5個の連続した正音産生がなされなくてはならない．前舌ならびに後舌の母音で音節産生ができるかどうかを確認するために，後続する母音は変化させる．鼻孔閉鎖と刺激音としての通鼻音の使用をやめる方法は，前述の方法と同様である．ただし，軟口蓋破裂音はその他の音とは異なり，有声音である/g/は無声音である/k/よりも容易なようである．「風さんをたくさん作って」というキューを用いて，通鼻音/ŋ/と破裂音/g/は無声音/k/産生の刺激音として使える．語中での産生を導くためには，イニシャルが/k/である単語の前に[a（冠詞）]を足すとよい．たとえば「a key, a cake, a car」などである．この段階で正しく産生できる単語は，「kay, key, cookie, cake, make, "q", come, came, go, girl, gone, gum, game, gang」などである．上に記したように，/t, d, n/を含む単語は/k, g, ŋ/が単語レベルの繰り返しにおいて確実に確立されるまでは導入するべきではなく，これは通常1回から2回の訓練の後に可能となる．そうすると「tongue, cat, goat, tag, got, king, queen」などの単語が含まれる．

(3) 後方音，低圧反舌音

発達が正常であれば，/r/は軟口蓋音が確立されてから導入されるべき音である．なぜならこの音はもう一つの後方産生音だからである．実際には，/gr/や/kr/という結合音は/r/を練習するのに最も適した刺激である（※訳者注：日本語の/ɾ/（弾音）とは異なる）．最も/r/が刺激され得るのは，/ɛ˞/（er）産生のキューとして，「後の上下歯を閉じて，微笑んで，舌尖をカールさせて喉を舌でくすぐってごらん」というものである．/r/にみられる一般的な誤りは，/w/あるいは/v/への置換であり，舌の使用よりも，口唇を使用して音を産生しようとする結果である．子どもには/r/は「舌を使用した音」で，「口唇音ではない」ことを教えなくてはならない．この指示は口唇を使用することを防げる．歯を閉じることで下顎は安定し，微笑むことで口唇は前には突き出せなくなるので，口唇を使用した音が作れなくなる．子どもは，その他の構音器官を動かせないのであれば，仕方なく舌を使用する．先に述べたように，軟口蓋音と/r/をペアにすることで舌を引っ込ませることができるので，しばしば有用である．口唇の丸めを必要とする母音は，/r/が導入される時には避けなければならない．なぜならば，円唇母音が

前・あるいは後にあると/r/を産生する時につられて口唇の丸みが作られてしまうからである．これらの母音を用いたものは，/r/が他の母音との組み合わせが安定してから導入されるべきである．最初に用いるのに良い例は，「Greek, creek, gray, cry, crayon」である．/r/と軟口蓋音とを合わせた単語レベルで正しく産生されたとき，舌尖音と合わせた（tr, dr）単語を導入する．こうすることで，口唇は引っ込めたままで，舌の後方移動の刺激はなくなるし，最後に練習するべき両唇音と組み合わせた語よりもよほど簡単に産生できるようになる．

　軟口蓋音は両唇音と歯茎破裂音の後に述べた．というのは軟口蓋が，通常の誤り（声門破裂音）と似ている点や音を引き出す方法が類似しているからである．目標音は，最初は口腔前方の音にして，課題達成に伴い後方の音を訓練するように強調してきた．しかし，SLPはケースバイケースで，軟口蓋音は前述のような一連の流れで導入するのか，あるいは，もっと遅らせて，前方摩擦音に続いて導入するのかなど，判断しなくてはならない．詳細は第7章で記している．

8) 前方高圧音
(1) 唇歯摩擦音

　通常，最初に導入される摩擦音は/f/と/v/である．というのは，これらは前方部で産生されるのと，視覚的に確認しやすく，構音発達の早期に獲得される摩擦音だからである．Nasal snortあるいは声門破裂音に置きかえることもあるが，これらの音の誤りのほとんどは咽頭摩擦音である．最初の産生練習では鼻孔を閉鎖する．訓練に効果的なのは，上顎前歯で軽く下唇の内側を噛むことである．よくある誤りは，「唇をかんで」という指示である．そう言われると子どもは下唇を歯から内側に強く折り入れてしまうのである．前歯と下唇の接触は摩擦を産生するに十分な強さでなくてはならないが，しばしばみられる歯のあとがつくほどきついものであってはならないのだ．産生訓練のはじめは，SLPが子どもの鼻孔を閉鎖し，唇と歯を接触させて，「大きなHHHHHHHH」を言わせる．そして，少くとも5秒間伸ばした/f/の正しい産生が5回連続できるまで繰り返し行う．SLPは鼻孔を開放するが，そこで子どもは引き続き風を産生しながら口腔から風を出すように指示される．次の音の練習も鼻孔を閉鎖した状態から始める．正しく/f/の産生ができた後に，SLPは1秒間鼻孔を開放し，そして残りの引き伸ばした/f/の産生では（4秒間の）再度鼻孔を閉鎖する．ことばによる正の強化子，たとえば「すごいわ！　風をそのまま出せたわね！」というようなものは与えなくてはならない．そして最初と最後は鼻孔を閉鎖して，連続した5個の正音産生ができるまで繰り返す．次のステップも鼻孔は閉鎖された状態で始め，開放し，残りの5秒間/f/を引き伸ばす．この時には再度の鼻孔閉鎖は行わない．これも5回連続して正しく産生できた場合は，次に鼻孔を開放した状態から始める．しかし，SLPの指，あるいはノーズクリップは

両側の鼻孔をいつでも塞げる状態で待機させる．子どもは，鼻孔が解放された状態で摩擦産生を始め，2秒後に鼻孔は閉鎖される．これは，呼気流が鼻腔ではなく，口腔へ導かれたという証拠となる．これも，鼻孔を開放した状態で引き伸ばした/f/が5回連続して正しく産生されるまで繰り返さなくてはならない．SLPはそこですぐに，/f/＋母音の音節に移行しなくてはならない．強調のために，音節は長い/fffffffff/を作る．音節には，「fay, fee, figh, fo, foo」などを含む．小さな子どもは「ジャックと豆の木」の中の巨人の真似をするのが好きだ．よって，自宅練習課題に「fee, figh, fo, fum」を取り入れるとよい．

次のステップは，/f/の語尾，語中への誘導である．もし子どもが，鼻孔開放した状態で無意味音節を繰り返すことに困難を示すようであれば，/f/を語頭に置く練習と同じ方法を語尾・語中の練習で繰り返せばよい．単語のレパートリーには「food, finger, farmer, family, before, feel, four, fat, fight, foot, feet, feed, fed, fit, fair, fear, fire, fur, far, fun, funny, fell, fall, full, puff, puffy, muff, Muffy, taffy, Rafi, Daffy, calf, elephant, forget, beautiful, wonderful」などが追加される．

/v/を促進するには，ブンブンハチが飛ぶような音あるいは「ハミング」をしながら引き伸ばした/f/を言うとよい．これは/f/を有声にし，結果として/v/を伸ばした音となる．これが鼻孔開放をした状態では困難を示す場合，/f/の練習で用いた方法に，有声を加えて/v/にしたものを繰り返し行えばよい．ここで単語帳には，「five, vine, very, every, everyone, dive, diving, hive, vote, view, over, even, evening, wave」が加えられ，さらにレパートリーが増える．

/v/が含まれる最も便利な単語は「have」である．単語レベルに達した後には，目標音を定着させるために，短い構造化された句を用いる．レパートリーにあるすべての単語と絵は，「I have ＿＿＿＿＿」という句につなげることができる．子どもは，次の音群の音節や単語レベルを練習していても，この句の中で今までに学んできた音を復習できるのだ．

(2)（前舌）歯間摩擦音

無声の/θ/と有声の/ð/は次に導入される摩擦音である．なぜならば，これも前方部で産生され，視覚化しやすい音だからである．この音が獲得されれば，/s/と/z/を教える際に有用な刺激音となる．無声の/θ/を先に導入する．その際には，/f/の導入方法として先に述べた音の順序を使用する．唯一の違いは上顎前歯と下顎前歯が舌尖と接触するという点である．指示としては「舌を嚙んで」でよいであろう．しかし，子どもが舌を嚙み過ぎて痛い思いをしないようにすることと，舌背を突き出さないようにする点に留意しなくてはならない．もしも子どもが舌を出し過ぎることを学習すると，早い構音動作ができない．実際には，歯の間一杯に舌を広げると音を作ることはできない．この音は，舌尖を上顎と下顎の前歯の間に軽く置くことで産生されるのである．前述の方法で

無声の引き伸ばした/θ/の音の産生が鼻孔を閉鎖ならびに解放した状態でできた後に，すべての母音と結合させて音節を産生させる．たとえば「thay, thee, thigh, tho, thu, thæ, theh, thih, thoh, thuh」である．/f/から/v/へ導くのと同じ方法で無声の/θ/を有声の/ð/の刺激音として用いることができる．ここで，子どもが正しく産生できる音の単語集には「thumb, thing, mouth, moth, mother, father, thick, thin, three, through, anything, nothing, everything, tooth, both, path, they, there, that, the, without, them, then, another, together, weather, with」が加わる．

(3) 歯茎歯擦音

理論的には，次に導入される音は/s/と/z/の歯擦音である．これらの音の指導の仕方にはいくつか方法がある．一つの方法は/θ/を刺激音として使用することである．子どもには歯を閉じた状態で/θ/を作るように指導する．最初の産生時には，前にも述べたように，鼻孔は閉鎖する．特に誤り音がNasal snortの場合はこの方法が適していて，ほとんどの場合/s/の音になる．まだ音が/s/よりも/θ/に近い場合，子どもには舌をもう少し中の，「歯が歯茎に入るところ」まで引くように指導する．この指示はたいていの場合，歯擦音産生につながる．もし子どもが過度に舌を引きすぎ，/ʃ/という音を産生した場合は，その音を/s/よりも先に目標音とすればよい．もしそうでなければ，/ʃ/は/s/ならびに/z/が導入された後に教える．

前舌音である/t/は/s/の刺激音として用いることができる．子どもには，大きな声で引き伸ばした/t/というように指示すると，/s/へとつながる．/s/を確立するその他の方法には，コーヒーを混ぜる棒を舌の表面に沿って縦方向に入れ，舌の中央に溝を作る．その状態で子どもに強く，長い/t/を作らせる．/t/という音は，音声的に多くの単語の刺激音として用いることができる．しばしば，最初の/s/産生は語尾単語の中で引き出される．たとえば，もし子どもが「cat」と言うように指示され，語尾の/t/を伸ばすと，「cats」となる．そこでこの音を「cats — sssssss」というように繰り返す．各刺激単語あるいはことばのペアは5回連続して正しく構音されるまで繰り返す．鼻孔閉鎖は，前述の方法を必要に応じて行う．/s/は有声化することで/z/の刺激音として用いることができる．有声化は，「sssssssszzzzzzzzz」のように，音を引き伸ばして行う．/s/と/z/をすべての母音と組み合わせた後に，新たな語が子どもの単語リストに加わる．もしも子どもの誤りが「鼻咽腔摩擦音」である場合，すべての音が口腔音である単語を用い，「sun, some, same」などの通鼻音を含む単語は除外するとよい．歯擦音と通鼻音の両方を含む単語の練習は，口腔音のみの単語を，鼻孔開放した状態で完全に構音できるようになってから導入する．加えられる単語は「say, sea, sigh, sew, Sue, saw, suit, side, south, sit, sat, seat, seed, say, bus, pass, yes, city, sick, silver, sister, salt, save, safe, kiss, yes, ice, house, voice, base」である．有声の/z/が，母音と結合した音節で確立されたら，「zoo, peas, bees」のほか，すでに学んだ単語の複数形を用いるとよい．

歯擦音 blends：子どもの発達状態によって，s-blends※を用いるのが適している場合がある．口腔子音 -blends（sp-, st- など）の練習を先に行い，次いで「sm-」や「sn-」を導入していくが，簡単な単語から難しい単語へ進めていく．通鼻音 -blends を用いるのは，随意的な正しい舌操作と口腔子音 -blends に必要な呼気調節ができるようになってから行う．VPI や口蓋瘻孔による呼気鼻漏出や鼻雑音が消失するのではなく，Nasal snort（鼻咽腔摩擦音）が消失するのであり，この時に鼻孔閉鎖をしても正しい音が産生される．

訳者注：※s-blends とは，s の後続音に母音ではなく子音がくる単語を指す．s-blends のうち，口腔子音 -blends（sp-, st-, sk- など）では，**sp**oon, **st**ar, **sk**ate が例として挙げられる．通鼻音 -blends では，**sn**ake, **sm**oke である．その他の blends には l-blends（**bl**ue, **pl**ay, **gl**obe, **cl**ub, **fl**ight）や r-blends（**br**ain, **pr**int, **dr**iver, **tr**ee, **gr**een, **cr**ash）がある．

9）歯茎硬口蓋摩擦音

/s/は，舌を口腔の中央に後退させて/ʃ/（sh）を教える刺激音となる．/s/から始めて，「大きな HHHH」を伸ばしている間に舌を後退させるのは有用で，/s/から/ʃ/へと数回の試行の後に変わっていく．鼻孔閉鎖と開放は前述の方法を応用するとよい．しかし，この段階の訓練においてはすでに必要ではない場合が多い．/r/と同様に，口唇を突出させ，丸めに伴い，しばしば歪んだ/ʃ/になることがある．子どもに，/ʃ/という音は舌で作る音であり，口唇でつくるのではないということを十分に教えなくてはならない．この音は口唇を引っこめて作る音であることを十分に教えなくてはならず，最初の導入時に円唇母音を用いるのは避けるべきである．鏡を使用するのも大切である．そうすると，子どもは自分が「腹話術師」のように口唇を引っこめたままなのを確認できる．これらの内容で音の産生が安定してきたら，円唇母音を加える．

10）破擦音

/ʃ/から破擦音/tʃ/と/dʒ/への移行は，簡単である．子どもが音読をするのに十分な年齢であれば，最初の刺激は t + sh/ch あるいは d + j を含む単語にするとよい．これらは，破裂音と摩擦音両方を産生するという文字の（視覚的）キューがわかりやすいからである．例となる単語は，「match, catch, patch, badge, edge」などである．わかりやすいように，これらの単語を「matsh, catsh」と書いて示してもよい．小さな子どもには，/sh/を強く作るように指示したり，「くしゃみの音を作って」と指示することで，破擦音産生を引き出せる．破擦音は通常は刺激音として大人の/ʃ/を真似させることで引き出せる．すべての音素がこの時点で導入された．よって，例に用いる単語に音声的な制約はなくなった．子どもがある単語に困難を示した場合，音声的な前後関係について分析を行い，特定の単語群は後に導入するべきか否かを決定する．たとえば，仮に子どもが口腔—鼻腔子音に困難を示すようであれば，「bunch, lunch」などの語は「ch」の産

生が安定した後に導入すればよい.

2. 構音器官の接触の強さ

　構音器官の強い接触は重要であり，口腔内圧が低い場合は特に意識すると良い．開鼻声の知覚を減らすために柔らかい構音器官の接触が推奨されてきた（McWilliams et al., 1990；Van Demark & Hardin, 1990）．構音器官の接触の強さが鼻雑音（nasal turbulence）を増強する結果になるというのも事実であるが，発話明瞭度を上げるという利点もある．また，鼻咽腔の動きを良くするのにも関係がある（Hotch et al., 1986；Golding-Kushner, 1989）．構音器官の接触の強さを上げるのは，音を産生するに当たり，口唇と舌の使用がより必要となる．たとえば，/p/を産生するには，上下の口唇を強く押さなくてはならず，両方が軽く接触するだけではいけない．構音器官の接触の強さを上げるということを，口唇や舌を強くするエクササイズや声の強さを上げるものと混同してはならない．口唇，舌，あるいは顎の動きを強くするエクササイズは不適切である．各口腔器官の強さと，構音の正確性との関係は証明されていない．これについては第9章にて詳細に述べる．

3. 異常構音を伴わない開鼻声の治療

　開鼻声とは，通常はVPIから生じる共鳴の異常である．第3章で述べたように，異常構音を除去することで鼻咽腔の動きが増大することがある．この動きの増大には開鼻声の減少を伴ったり，伴わなかったりする．ここではっきりさせておかなければならないのは，構音訓練のゴールは異常構音の除去であり，鼻咽腔の動きを変えることや，開鼻声を減少させることではない．開鼻声については，構音改善に伴って変化がみられることがあるというだけである．

　子どもが開鼻声を呈し，発達性のあるいは他の構音の誤りがある場合どうすれば良いか？　口腔内圧が減少していることはさておき，開鼻声は認められるが正常な構音の子どもについてはどうか？　開鼻声というのは聴覚的印象であり，身体的事象ではないことを繰り返す必要がある．開鼻声を減少させようとするスピーチセラピーを決める前に，スムーズな連続発話時の鼻咽腔閉鎖機能を確認する必要があるので，視覚化した鼻咽腔閉鎖機能テストを行うべきである．先に述べたように，これは鼻咽腔ファイバースコープとVFでのみ確認することができる．異常構音を呈さない子どもの場合の考え得る検査結果は次の通り，いくつかある．

1. VPIが一貫してみられる場合，スピーチセラピーは効果がない．VPIの外科的管

理が検討されねばならない．
2. VPI が一貫してみられない場合，どの音で鼻咽腔は閉鎖し，どの音では開放しているのかを確認するために，注意深く音声分析を行わなくてはならない．
　　A：鼻咽腔閉鎖は音によって異なるだろう．スピーチセラピーでは，鼻咽腔閉鎖が得られる音を刺激音として，誤り音の訓練に用いる．
　　B：鼻咽腔閉鎖は，開閉のタイミングに関係しているだろう．これは，鼻音と非鼻音の移行時，あるいは無声から有声への移行時の閉鎖が遅いか，開放するのが早すぎるのだ．こうした場合はスピーチセラピーのゴール設定ができる（スピーチセラピー適用である）．閉鎖の視覚的なフィードバックは非常に有用なので，鼻咽腔ファイバースコープを使用してバイオフィードバックを行うと良い．
　　C：鼻咽腔閉鎖は構音器官の接触の強さや，話者の発話努力に関係しているかもしれない．その場合はしっかりした構音接触や話者の発話努力を増すことが訓練目標に適している．

　変動的な鼻咽腔閉鎖を伴う発話特徴を決定するのに，鼻咽腔ファイバースコープ検査は慎重な分析の鍵となり得る．良い閉鎖ができている音を他の音と対にして，閉鎖を上げる訓練に使える．この種の治療は診断的な治療であり，集中治療を 2 カ月行った後，訓練が引き続き必要かを決定するために再評価しなくてはならない．
　コミュニティーで活動する多くの SLP は鼻咽腔ファイバースコープを持っていない．しかし，開鼻声を呈する患者が，スピーチセラピーを受けるのに先駆けて適切な評価を受けるというのは重要である．理由は言うまでもなく，もし VPI が一貫していれば訓練は適切ではないからだ．もしも VPI が一貫していなければ，直接的な検査より得られた情報抜きで，適切な訓練方法を選択することはできないからだ．要約すると，VPI に対するスピーチセラピーの実施は，鼻咽腔ファイバースコープか VF で話し方による鼻咽腔閉鎖の違いが確認できたときに限られる．

4．テクノロジーを用いた治療

　中には進化したテクノロジー器機を使用できる SLP もいる．しかし，器機とテクニックは分けて考えなくてはならない．例としては，パラトメーターやナゾメーター，コンピュータースピーチプログラムやプレッシャーフローなどである．一方アナログな器機は鼻息鏡や，See-Scape™ や聴診器などである．これらの器機からは，鼻咽腔閉鎖の立体的な情報は直接は得られず，閉鎖についてしばしば誤った予測がたてられる．たとえば，ナゾメーターの出力は，口腔と鼻腔の共鳴の比率であり，鼻咽腔閉鎖や構音動態を見るようにはデザインされていない．これらの器機を使用することで安心する SLP が

中にはいる．器機の範囲内では，ある患者群の訓練について有用な器機ではある．スピーチセラピーにはいかなる器機も使用できるが，それはあくまでもこの器機の使用が，効果的な訓練の手技や原則と相反するものでない場合である．特定のSLPや，場所・時間でしか訓練できないというのは避けなければならない．なぜならば，こうした特定の環境への依存は徐々に強くなり，条件がそろわないセッションでの成果を上げられなくなるからである．また，特定の器機・方法への依存は，次の治療レベルへの移行や汎化の妨げとなる．「客観的」フィードバック（「はい，呼気鼻漏出が認められます」というような）は，特定の器機だけではなく呼気の流れを確認できるプレッシャーフローや聴診器などからも同様に得られるのだ．

5. 落とし穴にはまらないために

すでに述べたことであるが，声門破裂音の二重構音のパターンが偶然にも確立される危険性，または声門破裂音あるいは咽頭破裂音が挿入されるような場合について，特記する．ある患者は音の正しい産生方法を学ぶが，誤り音を正音と共に，あるいは正音産生直後に挿入することがある．これは，呼気流の方向を強く強調したり，口唇や舌の位置にだけ注意しないようにすることで回避できる．SLPは，手がかりを与えながら，呼気操作を，構音点と同様に強化しなくてはならない．たとえば，/b/の音の場合，「唇を閉じて」というよりは，「唇で空気を止めて」というような説明で音を引き出すとよい．音産生を引き出し，強化する声かけは明確でなくてはならず，どの構音器官を使い，呼気に対して構音器官がどのように動いているのか説明しなくてはならない．SLPや患者は常に，外に向かう呼気を操作するために構音器官を使用していることを意識しなくてはならない．まさにこれが基本となる呼気流である．呼気なくして，言語音は産生できないのだ．

6. 閉鼻声

閉鼻声はしばしば咽頭弁術後に生じ，時間経過とともに改善する．その時間とは通常は6カ月以内である．慢性的な，原因不明の閉鼻性を呈する患者は耳鼻科で，原因特定のために検査を受けるべきである．肥大したアデノイドや鼻中隔湾曲症やアレルギー性鼻炎が一般的な原因であり，医療的な治療が可能である．そうでない場合は，閉鼻声は，鼻音の持続時間が増加することで減少していくであろう．

第7章
音の訓練の後：目標音の選択と配置，そして会話への汎化（キャリーオーバー）

　音節や簡単な単語の中で，正しい子音を定着させるのは重要な課題である．もちろん，最終ゴールは正音が自動的な会話へ移行・汎化することである．このゴールに到達するには系統立てた手法でアプローチしなくてはならない．治療におけるいくつかのパラメーターは，目標音選択の順番も含め，新しい訓練音の導入時期や目標語の音声的複雑さ，またどのように音節から会話へ訓練レベルを上げていくか，訓練課題の言語的な複雑さ，患者の会話パートナーの訓練的視点などを考慮しなくてはならない．

1. 目標音の選択

　目標音は系統的に選択し，順序づけなければならない．発達上の構音獲得の音の順序は，考慮すべき点である．目標音は子どもの成熟度に適してなくてはならない．一般的には，/h/から治療を始め，そして前方音から奥の音へと進めていく．パラメーターの範囲内で，特定の音を選択する時には被刺激性テストの結果に基づいて，子どもが最も作りやすい音から始める．導入の典型的な音群は**表7-1**のとおりである．
　この表は，声門破裂音のパターンを打破するために，/h/から始めるという原理に基づいているので前方音に集中させている．無声音は通常は有声音よりも容易である．そのために多くの場合において，有声音に先駆けて無声音を導入する．構音訓練のゴールは構音点を前方に移動させることである．患者との共通の合言葉は，「後ろは悪い，前は良い」である．**表7-1**の内容は，一般的なガイドラインであるので，実際には，子どもの発達年齢や言語発達レベル，被刺激性テストの結果を含む要因に基づいて修正しなくてはならない．たとえば，ある子どもにおいては/t, d/より先に"th"を導入する方が進歩が早いことがある．舌尖の位置が"th"ではより前になり，舌が後方移動する好ましくないパターンを打破するのには絶好なのである．どの音が最初に導入されるかに関わらず，/θ, ð, t, d/は呼気操作は異なるが（摩擦と破裂），前方部に舌尖を置くことにはそれぞれが良い影響を与える．
　目標音から誤り音がどれくらい離れているかを考慮しなくてはならない．人によっては，目標音が誤り音と対比すると複数の要素が異なっている方がうまくいく場合がある．たとえば，/f/という摩擦音と声門破裂音は，構音点と構音操作の二つの要素で異なる．しかし一般的には，最初の目標音は，一つの要素のみが異なる，すなわち構音点を変えることである．声門破裂音が口腔破裂音の代わりに出ている場合，誤っている点

第7章 音の訓練の後：目標音の選択と配置，そして会話への汎化（キャリーオーバー）

表7-1 目標音の訓練順序（例）

グループ	構音点	音
1	声門	/h/
2	両唇	/w, m, p, b/
3	唇歯	/f, v/
4	歯茎	/n, t, d/
5	歯	/θ, ð/
6	歯茎	/s, z/
7	軟口蓋	/ŋ, g, k/
8	後部歯茎	/ʃ/
9	後部歯茎	/tʃ, dʒ/

は構音点である（一要素のみである）．誤りのタイプは後方への移動である．多くの場合において，最初は，一つの要素のみ異なる音に着目し訓練を行い，それから二つの要素が異なる音，あるいは先の訓練で異なる要素が一つ除去された音へ移行するとよい．

表7-1に記していない低圧音/r, l/は，適切な発達段階になったら導入するべきである．先の章で述べたように，/r/群導入に軟口蓋音を用いるのは有用である．同様に，/l/は論理的にはほかの舌尖音/n, t, d/に分類される．もしも子どもが異常構音を除去する訓練（治療）を外科的処置に先駆けて行っている場合，高い口腔内圧を必要とする音が優先である．低圧音は，声門破裂音へ置換することは少なく，また発達上の誤りとして歪みやすいので，声門破裂音が除去されるまでは訓練を控えるべきである．

1）音声学的Chunking 対 音韻論的分類

表7-1で同じグループに挙げてある音は，一般的には記載してある順序で導入する．しかし，子どもが一度に複数の音に対応できるのであれば，これらの音を一つのグループとしてアプローチしてもよい．この種類のゴール"chunking（ひとまとめ）"は一見，誤りに対する音韻論的アプローチと同様に見える．しかし，実際には，chunkingは目標音に必要な要素，特に構音点と構音操作という音声パラメーターに従っている．それに対して，音韻論的アプローチは，よくみられる誤りに従って，音を分類している．発話全体に声門破裂音がみられる子どもにとっては，音声的chunkingがいくつかの音韻を同時に治療することで早く改善するとされている．音韻論的アプローチの長所も有するのでよい．同時に，音をより具体的かつゴールに合わせて分類する音韻論的アプローチのネガティブな側面が避けられる．すなわち，ゴールが「声門での代償を除去する」のではなく「両唇破裂音の正音産生を定着する」ことになってしまう．最終的な目的が，明確に「異常構音を除去する」ことであれば，音声学的chunkingは，「プロセス」を除去することではなく，生理学的に似た要素のグループ音の産生の定着や，特定の音を

正しく産生できるようにすることが焦点となる．好ましくない行動は，正しい生理学的事象に置き換えなくてはならない．十分に注意して欲しいのだが，この違いは単なる「意味」の違いではないのだ．

　記載されている基準レベルは，音グループと同様に各目標音に用いる．この基準は，各目標音を音節から会話へレベルへ上げていく際のガイドラインになる．この基準には，ある音を導入するにあたって，先に出ていなくてはならない特定の音はない．これは，患者が二つあるいはそれ以上の音に同時に対応できるかどうかに基づいて決めるのだ．通常は訓練が進んでいくと，多くの音に対応できるようになる．結果として，ほとんどの患者は1つの音から訓練を始め，通常/h/であるが，訓練や訓練プロセスに慣れてきたら徐々に目標音の数を増やしていくのである．

2．被刺激性テスト

　誤り音を直す効果的な方法を決めるための被刺激性の検査・精査は，発話評価時に行われなくてはならない．何らかの理由により，その時にできなかった場合は，次の診療所を訪れる際に行わなくてはならない．被刺激性テストが正しく行われれば，初回の訪問時に少なくともいくつかの誤り音は正しく産生できるようになる．真の被刺激性テストとは，単に聞いた単音や音節を繰り返させるのではなく，訓練の原理と手順の応用が求められるのだ．被刺激性テストでは，音を引き出すために様々な種類のキュー（ヒント）が用いられる．キューには，聴覚的，視覚的，音声学的，言語的，身体的，触覚的なものがあり，これらを用いて1〜2回，音を引き出すように試みる．

　最も一般的に用いられるヒントは聴覚的キューである．SLPがモデルを提示し，子どもはその音あるいは単語を繰り返す．時には復唱の指示を出す（「私の真似をして」）．小さな子どもの場合は，SLPが発することばを，無意識に子どもが繰り返すという遊びの中で引き出す．たとえば，SLPが「私のフクロウは［whoooooo］と言いました」というと，子どもがもっているフクロウのぬいぐるみも，［whoooooo］というであろう．

　視覚的キューには様々なものがある．視覚的に構音点を教えるキューは，SLPが構音している様子を直接的に，あるいは鏡を通して間接的に子どもに見せることである（図7-1）．これはまた，声門破裂音との二重構音にならないように，視覚的に呼気流を見せるキューとともに使える．視覚的な呼気流のキューには，鏡や羽，綿球を口の近くにおいて，口腔から出る呼気の流れを視覚的にフィードバックすることで行える（図7-2，7-3）．<u>これはブローイング訓練ではない</u>．フィードバックに用いる道具（綿球，ティッシュなど）は，必然的な呼気鼻漏出や，誤ったスピーチ（Nasal snortなど）をうっかり強化しかねないので，呼気に反応しない場所におかなくてはならない．視覚的キューとしては，患者が単語を発している時にSLPが声をださずに口形だけを示すと

第7章　音の訓練の後：目標音の選択と配置，そして会話への汎化（キャリーオーバー）

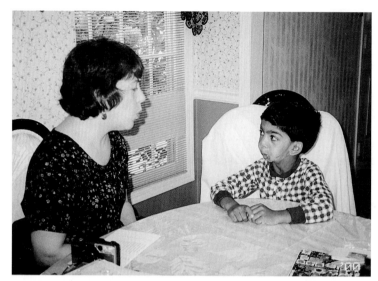

図7-1　視覚的に構音点・構音操作を提示：SLPの構音器官の動きを子どもが模倣している．

いう方法もある．SLPをみて，そして単語を産生するには，子どもはその視覚的キューを覚えておかなくてはならない．しかし，子どもが話している時に口形をみせるというのは，ある種「オンライン」サポートといえるであろう．この種のキューは，最初の訓練を遅延復唱している子どもには有効である（SLPが単語を言い，子どもがこの単語を続けて5回繰り返すのだが，そのうちの4回はSLPのモデルの直後に繰り返すというものではない）．

　もう一つのキューの種類は音声である．音声的なキューとは，子どもが正しく産生する音を使って，他の音を引き出す方法である．たとえば，子どもが無声音「th」を正しく産生できるのであれば，/θ/を歯間を閉鎖した状態で伸ばしていわせる．これは最終的には/s/となる．他の例としては，正しく産生できる有声音，たとえば/v/や/da/をささやき声で産生し，これを無声音である/f/や/ta/産生の刺激音とする．

　次は言語的キューである．これは最も単純なもののひとつであるが，同時に最も誤用されやすい．このキューでは，SLPは正しい構音点と呼気の出し方を教える．/s/産生の言語的なキューの例は，「あなたの舌を歯の後に置いたままで，空気を口から出してごらん」というものである．SLPが犯しやすい過ちは，構音点の説明に加えて呼気の出し方について言語的な説明を省略してしまうことである．これは，口唇と舌の動きと構音点を導き，改善したように見える．しかし，呼気の出し方の説明が省略されることで，異常構音が残存，あるいは二重構音となり，誤り音が強化されかねないのだ．

　身体的なキューあるいは補助的なものは，子どもの口唇や舌，鼻をSLPが手で操作できる場合に用いることができる．たとえば，軽く子どもの鼻孔を押さえ，摩擦音や歯擦音を産生している時に呼気が口腔からでるようにする方法である（**図7-4**）．また，

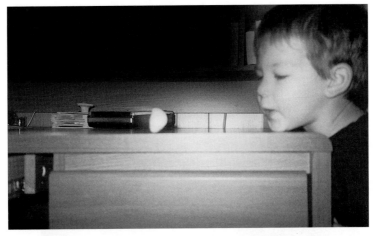

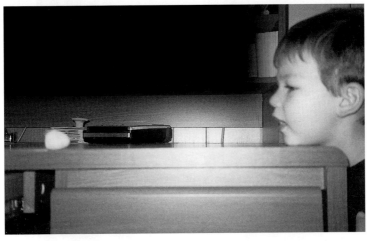

図7-2 視覚的キュー：呼気の流れを視覚的に示すには，綿球を用いるとよい．正しく破裂音が産生されることで呼気が放出され，綿球が動く．たとえば/pa/が正しく産生された場合，/p/が発せられると綿球がわずかに移動するのである（A）．そして続いて呼気を長く吹くことで綿球はさらに移動するのである（B）．**これはブローイング訓練ではない．**

軟口蓋音の産生訓練では，舌圧子で舌尖を下に抑えるという方法もある（図7-5）．

その他には触覚を用いたキューもある．触知するというのは，構音の特徴を患者にフィードバックする．たとえば，プッと吹いた時の口からでる呼気を手に感じたり（図7-6），両唇音を産生する時の口唇圧を指で感じる（図7-7）などである．

被刺激性テストはいくつかの理由によって不可欠なものである．第一に，正しく話せるということを子どもや親が即座に認識できる．第二に，被刺激性テストの結果は，訓練における目標とする音の順番を決めるのに重要要素となる．加えていえば，テスト結果から，特定の患者にとって最も効果的なセラピー手順をSLPは知ることができる．

第7章　音の訓練の後：目標音の選択と配置，そして会話への汎化（キャリーオーバー）

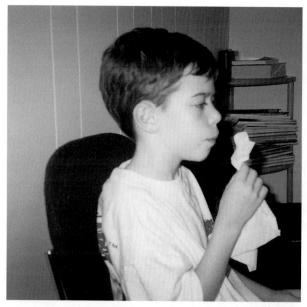

A

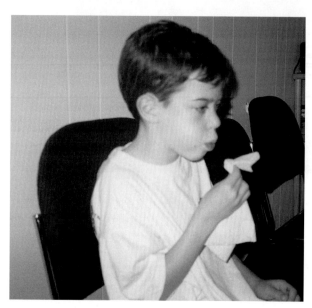

B

図7-3　視覚的キュー：呼気の流れを視覚的に提示するのと視覚的フィードバックのために，口のすぐ下にティッシュペーパーを置くとよい．子どもが「Pooh」（A）としっかりと口唇を閉鎖して/p/がいえたのであれば（B）呼気が口腔から放出されるのに続いて円唇のまま/u/が発せられる．これはブローイング訓練ではない．

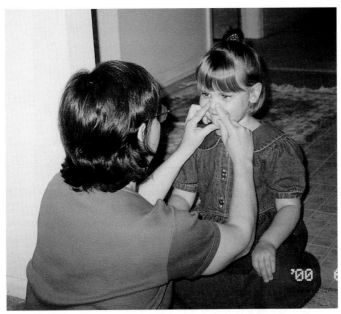

図 7-4　手で操作するキュー：SLP が子どもに直接触れて，口腔からの呼気流出を確立する方法もある．特に，歯擦音や摩擦音の練習に有効である．呼気が口腔から流出するように，SLP が子どもの鼻孔を指で閉鎖して，下顎と下唇に優しく触れながら /f/ 産生するのに正しい構音点を教えるのである．正音産生訓練においては，正しい構音点と正しい呼気流出の両方を常に示さなくてはならない．

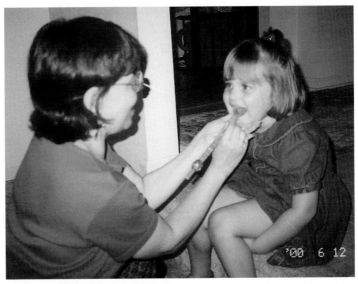

図 7-5　手で操作するキュー：SLP はストローで子どもの舌尖を抑えて軟口蓋音を誘導している．

第7章　音の訓練の後：目標音の選択と配置，そして会話への汎化（キャリーオーバー）

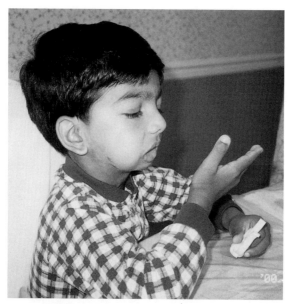

図7-6　触覚によるキュー：/p/を産生する際に，放出された呼気を手のひらで感じさせる．

　被刺激性テスト結果を最後に検討してはならず，またすべての結論は暫定的なものとして考える．治療開始当初，患者にとって最も簡単だと思えるものも，違う訓練段階においては難しい場合もあるからである．

　学校のSLPは，被刺激性テストではジレンマに直面するであろう．いくつかの学区によっては，学校サービスの除外対象のクライテリアのひとつに，正音産生が可能なことが証明された場合，というのがある．ある州，あるいは地域における法律では，子どもが誤り音を正しく産生できなかった場合にのみ，学校における言語訓練を受ける資格があると規定している．この状況において，法律では，不幸にも，かつ間違っているのだが，もしも子どもが評価時に「とても簡単に」音を正しく産生できたら，子ども達は音の産生は自ら学べるので介入は必要ないとしている．言い換えれば，この法律を規定した人は，訓練プロセスは長く時間がかかり，難しいものであると信じて疑っていないようである．こうした人達は，子どもが正音を産生するのがそんなに簡単なのであれば，その障害は大して重要ではなく，専門家の治療は必要ではないと考えている．このような状況では，SLPは被刺激性テストを省略することや，評価時には見かけ上の音刺激のみを与えて，本来の被刺激性テストは最初の訓練時まで実施しないという決断をしなくてはいけなくなる．この場合の重大な不利益は，被刺激性テスト結果抜きでIEPの目標がたてられることである．

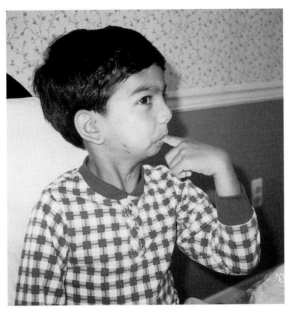

図7-7 触覚によるキュー：指を用いて，両唇閉鎖や/p/産生時の口腔内圧の高まりを触知させる．

3. 訓練レベル：どこから始め，どこへもっていくのか

　前章では，音の産生を導く方法と異常構音を除去する方法について述べた．この項では，異常構音を認める環境（前後音との関係）を検討する．訓練のレベルとは単音，音節，単語，句，文章，会話である．構音検査は一般的に単語や文章で音を引き出す．被刺激性検査の中では，音は，単音，音節，音節と単語，単語の中で引き出される．治療は，容易に達成できる最も低いレベルから始める．このレベルは人（子ども）によって異なる．実際には，同一患者内でみても，この音とあの音でも訓練レベルは様々である．ある子どもはある音を単語レベルから始めるが，ある子どもは音節レベルから，またある子どもは単音レベルから治療を始めるのである．それでは，各レベルの状況について述べる．

1) 基準

　単語レベルから開始して，次の段階へ進む際の基準は，90％の正音産生率と，2回の連続した訓練の中で最低でも100個の正しい音の産生ができるということである．90％の正音産生率というのは，次のステップに進む前に現在練習しているレベルでの正音産生を確実なものにするために推奨される．もっと低い正音産生率を用いているSLPもいるが，これでは患者があるレベルから次のレベルに進んでいくにつれて成功を築くしっかりした基盤が備わらない．次のレベルが導入されたら，復唱において最低30％

の正音産生がなくてはならない．そうでない場合は，子どもは前のレベルへ数分間は戻り，5個の連続した正音産生ができるまで練習を行う．そして音声学的に適した順序で新たなレベルにおける刺激音を再度示す．たとえば，音節/h/から単語へ移行するのに困難を示す子どもが，「ho-ho-ho-home」というように繰り返せたとする．ゴールは，この音の連鎖を5回連続して正しく復唱できることであるが，その時点では語頭の単音節を抜いた「home」という単語を繰り返せるであろう．子どもが単語を言えるように，SLPは単語の口型を見せるという視覚的キューを与えてもよい．

　適切な呼気流の方向が，正しい音作りの軸であることが強調されなくてはならない．必要であればいつでも，鼻孔を閉鎖して口唇を使用させる．患者は呼気は常に口腔から押し出すのだということを意識しなくてはならない．鼻孔を閉鎖した状態で，5回連続して正音産生するという一連の流れの後，刺激音を鼻孔開放した状態で作り，そしてまた鼻孔を閉鎖する．鼻孔を開放している状態では，SLPは必然的な呼気鼻漏出であるのか代償的なNasal snortであるのか慎重に見分けなくてはならない．これは単語の中で目標音の産生途中に鼻孔を閉鎖することでモニタリングできる．言うまでもないが，SLPはこの種の鼻孔閉鎖は正確なタイミングで行わなくてはならず，そうすることでモニタリング機能を果たす．

2) 単音レベル

　摩擦音などの継続音は単音でも産生可能であるが，破裂音はできない．よって，この複雑なレベルは母音や半母音，鼻音や摩擦音に適用する．この音は，最初はSLPが示すモデルを模倣することで引き出す．2～3回の復唱で効果がでない場合，被刺激性検査の章で述べたような，他の種類のキューを用いる必要がある．音産生方法のことばによるキューは常にしなくてはならない．音が正しく模倣されない場合，誤りの説明が音産生のキューとなる．もし音が正しく産生されたのであれば，説明は肯定的かつ特別な強化となる．ことばによるキューでは，構音点と呼気流の両方について説明しなくてはならない．たとえば，目標音が/f/である場合，適切な表現は「いいわよ！　唇を少し噛みながら，口から空気を出せたわね」である．最初の復唱のセットでは，各5回の復唱はSLPによるモデル提示とともに行わなくてはならない．次の練習では，SLPが提示するモデルに続いて，5回の連続した音産生を子どもが行う（遅延復唱）．次の単音練習ではSLPの「もっと」や「もう一度」というキューである．多くの子どもは，5分あるいはそれよりも短時間で単音レベルは達成できる．これらの3つの各段階において5回連続して正音産生ができるまでは，目標音は単音でなくてはならない．それができるようになった時点で音節レベルへと移行する．

3) 音節レベル

　すべての音は音節で産生できる．子どもは，SLPが提示する音節を復唱しなくてはならない．子音―母音（CV）音節は多くの場合において最初に導入される．というのは，CV構造はVC構造の音節よりも通常は容易だからである．先に指摘したとおり，VC構造音節は実際には声門で開始されるのである．よって，VC構造音節を訓練早期の段階で用いるのは考えた方が良い．これは無意味音節の産生になるが，練習のために「母音部分」をすべての母音と二重母音に置換えなくてはならない．この練習は，子どもが前舌，後舌，低舌，高舌母音すべての音と合わせて目標音節を産生できるようにする．生理的には，これは舌や口唇の位置を変えながら目標音の正しい構音点を使う訓練と経験になる．ある特定の音の前後関係が苦手な子どもの練習について特記する．子どもは，各CVの組み合わせをSLPの後について5回復唱する．次はSLPの1回のモデルの後に5回繰り返す，続いて，5回の連続した産生をモデルなしで行う．一連の流れは，5回の連続した正反応が各CV音と/h/を加えたVC音で得られるまで行う．基準レベルに到達したら，有意味CV音節と，有意味な/h/を加えたVCの語を自宅練習や構音訓練のために選択する．年少の子どもには，音は絵で示すとよい．字が読める子ども達には，自宅練習用に練習帳に記載する．有意味音節は，目標音が正しく産生できる初めの単語の中心になる．患者が一音節（1音節）の単語を正しく5回連続して復唱できたら，呼称の練習に移行する．子どもは，目標の絵の呼称あるいは，目標単語の音読を90％の正音産生率で2回の連続した訓練の中で達成しなくてはならない．最低ラインの100個の正音産生は各訓練で行わなくてはならない．よって，90％の正音産生率を得るためには，112の音産生の試みが必要である．この基準に達したら，単語レベルの訓練に移行する．

（1）構音接触の強さ

　すべての訓練レベルにおいて，しっかりと構音器官を接触することを強調しなくてはならない．これは，構音器官の強さと混同してはならない．前述のとおり，「口蓋裂言語」を呈する話者の口唇と舌の動きは弱いわけではない．これらは単に十分に使われていないだけなのである．子どもが，教えられたとおりに音の産生時に構音器官を使用し始めると，軽く構音点で接触させようとする．昔の治療プログラムは軽い接触を教えていた．われわれは，しっかりと構音器官を接触させるように勧めると，構音の精度が上がり発話明瞭度が上がるのを経験してきた．これは，音の導入時から会話レベルまで，一貫して目標に組み入れなくてはならない．

4) 単語

　最初に導入する単語は通常CVC構造であり，これは音節レベルから見ると論理的な構造であり，生理的にレベル間での移行が容易である．数回の試行を行い，SLPは子

第7章　音の訓練の後：目標音の選択と配置，そして会話への汎化（キャリーオーバー）

どもが特定の音を正確に単語の語頭あるいは語尾で言えるかどうか，またそのCVCの構造で始めることができるか否かを見極めなくてはならない．軟口蓋通鼻音の/ŋ/や軟口蓋破裂音/k, g/のようないくつかの音は単語の語中にある場合が最も構音しやすいので，VCV構造の無意味語で導入する．

　前に述べた通り，目標単語は子どもが正しく構音できるものを選ばなくてはならない．よって，CVC構造の最後の「C」は子どもの音レパートリーによる．子どもの語頭での目標音産生の進度が上がれば，複雑な音節を組み合わせた単語を課題にする．

　少なくとも，100個の正音が90％の産生率で2回の連続した訓練で達成されるまでは単語は復唱で行う．このレベルでは復唱の中で，基準に達したら次に呼称が導入される．呼称レベルで最初に使う単語は，復唱課題で用いた単語と同じでなくてはならない．呼称は復唱よりも多少複雑性を増す．なぜならば，子どもはSLPのモデルなしで目標音を産生しなくてはいけないからである．しかしながら，復唱で用いた単語を使用すると成功率は上がる．もし30％の正音産生率が最初の10試行で達成されない場合は，5〜10分間，復唱レベルに戻ったあと，再度呼称課題に進む．正音産生率のレベルが少なくても30％あれば，呼称を継続すれば良いが，一つでも誤って構音された場合，SLPは子どもにモデル提示を行い，子どもはそれを復唱し，そして次の単語は呼称させる．各構音の前に，どうやって音を産生するかを思い出させるための言語的キューを与えることもまた，成功を最大限に引き出せる．呼称で正音産生率が上がる，あるいは子どもが音産生に自信がついてきたら言語的キューは徐々になくしていく．

　音節から，会話レベルで正しい音を産生するようにしていく過程は，言語的にも生理的にも徐々に複雑になっていく．それは，最初はキューを最大限に出し，最後には一つも出さないという具合である．単語レベルにおける次のレベルへの移行では，SLPのモデリングなしでかつ，絵による視覚的キューもなしで，単語を正しく構音するのを引き出すことである．引き出し方のひとつとして，SLPは，目標音を含んだ単語を用いて子どもが答えなくてはならないような質問をする．その質問は子どもが興味のあるものについてである．決してSLPの興味ではない．質問，モノローグ，対話や治療のトピックは，言語的に意味のある内容でなければならない．たとえば，彼らの日々の生活のこと（入浴，食事，睡眠）についての質問は小さな子どもには適しているが，大きな子どもには退屈であろうし，むしろ彼らはスポーツや最新の音楽の話題に興味があるだろう．

5）単語の組み合わせと熟語

　子どもが，いくつかの単語を正しくいうことができるようになったら，2つの単語を結合させて少し長いつながりの中で構音を定着させるとよい．目標音である/h/を使う時には，スピーチブックの中のすべての絵に"hi"をつけて"Hi, home""Hi, hole"の

ように連続させる．/m/が目標音である場合，単語の結合には"my"を用いればよい（"My mommy；My man；My moo"）．基本的なフレーズで正しい音の産生を強化すると同時にこのような音のつながりは，語中の音を引き出すという付加的な練習になる．この段階の治療においては，最初は復唱を用いて，続いてSLPのモデルを徐々に消去していくという，ひとつ前のレベルと同じ方法で行う．そして同じ基準が適用される．

キャリアフレーズは，文レベルへの完璧な移行を促す．なぜならば，目標語は文の中に音声的にしっかりと組み込まれていて，子どもは，文を作るという言語的課題にとらわれることなく，目標音の産生に集中できるからである．同じフレーズをそれぞれの絵を説明するのに用いることができる．用いるフレーズの例は「I have _____（私は_____を持っている）」「I want _____（私は_____が欲しい）」「I see _____（_____が見える）」や「A _____ here（_____がここにある／いる）」などである．どのフレーズを用いるかについては，子どもが正しく構音できる音による．なぜならば，訓練中の課題では完全に正しく構音するという原則は一貫して求められるからである．

キャリアフレーズと目標単語の正しい構音の強化はゲームの中でも行われる．子どもがキャリアフレーズを用いた練習が一度でも基準レベルに達したのであれば，好きなフレーズをゲームの中で用いればよい．しかし，これは音産生の中ではより複雑である．というのは，子どもの注意が構音とフレーズの産生，また遊びとに分散されてしまうからである．よってわずかながら，より自動的な発話が要求される．話すことを要求するゲームがこの治療のレベルではとても良い．これには，「Go Fish」「War」や「Memory」などのカードゲーム，黒板を用いた「Guess Who?」や「Battle Ship」などのゲームが適している．キャリアフレーズはゲームや構音能力に適したものを作らねばならず，また異なるキャリアフレーズは違う回での同じゲームの中で用いるとよい．これについては第8章で詳述する．

6）文

言語的かつ音声的に複雑な次レベルは，文章の中で目標単語を産生することである．治療課題では完全に正確な構音を引き出すことが重要なので，子どもがキャリアフレーズの段階で十分に音を産生できるまでは文章の導入はできない．なぜならばすべての音が正しく産生される前に文章が導入されるので，最初の文章はSLPが作らねばならない．こうすれば，正しく産生できない音は文章から除外される．フレーズの中ですべての音が基準に達した段階で，新しい文を子どもに作らせるとよい．これは，子どもがフレーズの中ですべての音について基準に達しないまでは文を発してはいけないということではない．訓練場面では新しい文の産生はレベルに達するまで待った方が良いということだ．訓練以外の会話の中で，限られた数の音を正しく構音しようと子どもが動機づ

第7章　音の訓練の後：目標音の選択と配置，そして会話への汎化（キャリーオーバー）

けられれば最善である．もしそうであれば，彼らの姿勢はもちろん推奨されるべきである．しかし，彼らの文章には目標音以外では依然として誤り音が出現し，ある特定の音の使用については特別な強化が必要である．具体的な強化の方法として，「上手に言えたわね」よりは「chipの中の今のpは上手に言えたわね」と，依然/ch/の中では誤りが見られても，できた音に対しては褒めると良い．

　小さな子どもはSLPが手助けしながら，物の名前や絵カード呼称を通して，あるいは2つの人の絵や人形に会話をさせながら遊ぶことを通して，文章作りの練習ができる．字の読める子どもには，文章の導入の一番良い方法は本を使うことであり，彼らの一番お気に入りの本を親に持ってきてもらうとよい．彼らにはSLPによる聴覚的モデルはないが，印刷された文字という視覚的キューがある．このような文字の視覚的キューは，すでに学んだ音を子どもが取り入れていきやすくする．誤り音のみられる単語はすべて復唱されなくてはならず，文章については，誤り音がなくなるまで繰り返し読まなくてはならない．適切な強化というのは各文章の後に与え，成功率と子どもの自信が増すのに伴い強化を与える時間の間隔を伸ばしていく．

7）文章から会話へ

　簡単なモノローグは文章から会話への移行段階に用いることができる．モノローグの中では，子どもは話題を与えられ，それについて一定時間話さなくてはならないが，これは通常30秒から1分である．治療がこのレベルに到達するまでには，すべての音が前述のすべての段階において90％の正音産生率基準に達している．よって，期待されることは，このモノローグを用いた訓練では，正しい構音で発話されることである．モノローグは対話（会話）に先立ち，連続発話へと繋げる目的で導入される．自分自身の発話をモニターすることと，話し相手への返答を考えることを同時にしなくてもよいからである．よってこれは言語力ならびに認知力の要求度は低い．絵についての描写や現実あるいは仮の状況描写を行うことでモノローグは引き出せるだろう．

　モノローグ訓練が基準に到達したということは，子どもは対話を行う準備ができたということである．SLPは，子どもが必要としたキューの数に注意を払わなくてはならない．対話の導入時は，多くの子どもは自分たちの「良い音」を対話の中で使うことを意識しなければならない．子どもの中には会話の冒頭でそれを思い出させる注意を必要とし，また他の子どもは訓練室に入ってきた時にそれを必要とするだろう．子どもの中には，訓練室へ入るということが良い発話への引き金となる場合もあり，訓練室に入るだけで正しい音を用いて話すことができる．明らかにこれは奨励されるべきである．

8) 汎化（キャリーオーバー）

　多くの患者が直面する最も高いハードルは，訓練の中で学んだ正しい発話のスキルを，訓練室外でのことばを用いたやりとりや会話の中で使用することである．これはまた治療の中で最も難しい段階である．なぜならば，SLPがキューや強化子を与えられるところにいないからである．訓練のこの段階においては，事情をわかっていて，なおかつ正しい発話をできる人々に，子どもらの日常の生活へ入り込んでもらう必要がある．言語室外の状況の中での汎化を促す場合，約束事を決めるというのは訓練方法としては一般的である．その他の提案については第8章にて述べている．

4. 聴覚弁別の単語

　SLPの中には，聴覚弁別訓練（これは聞き取り訓練ともいわれるが）が訓練過程の中では最初のステップだと信じている人もいる．これは，子どもが音を聞き分けできなければ，正しい音は産生できないという理論に則っている．しかしながら，われわれの経験上，子どもは，正音産生の経験をある程度積むまでは，目標音と自分の誤り音との聴覚弁別はできないことがしばしばある．これは，「カテゴリー知覚」の理論に適合する．カテゴリー知覚理論は，われわれは自分の産生した音を聞いて聴覚的に知覚をするという現象のことである．

例：
　ＳＬＰ：「Sun」といってごらん
　子ども：「Thun」
　ＳＬＰ：「ThunじゃなくってSunよ」
　子ども：「ぼくはとうやっていったよ，タン（Thun）でちょ」

　子どもが，目標音において正音と誤り音の両方を産生する場合，これらの子どもには音の違いを聴かせることは良い方法である．聴覚弁別は，治療後期での目標音産生のモニタリングには最も大切な方法である．ゴールに用いるというよりは，聴覚弁別を訓練過程で用いる方法については，第8章にて述べている．

5. 口蓋瘻孔のある患者への構音治療

　今までは，完全な口蓋形成がなされて，口蓋瘻孔の存在が認められない症例についての治療方法を述べてきた．しかしこうした状況は常に生じるわけではない．重要なことは，治療を行う誤り音が，口腔形態から必然的に生じているものではないことである．簡単なスクリーニングでは，鼻孔を閉鎖した状態で問題の音を言わせる．もしも誤り音

が消えるのであれば，それは必然的に生じた誤り音である．前述のように，この種類の誤りは，口腔内圧の減少，呼気鼻漏出，または鼻雑音である．一方では，代償的な誤りは常に言語訓練で直すことができ，代償的な適応は，解剖的変化があっても，通常は修正することができる．通常は大きな中央部の口蓋瘻孔の存在で生じる Mid-dorsal palatal stop は，瘻孔を閉鎖あるいは手術すれば構音訓練で改善しやすくなる．SLP は，この状態について口蓋裂チームのその他の職種にも注意喚起を行い，瘻孔閉鎖の施術のタイミングを図る必要がある．閉鎖術が時期に合わせて行われれば，手術が終わるまではその他の誤り音の訓練を行えばよい．そして瘻孔閉鎖術が終わった後に舌尖音の誤りに対して訓練を行えばよい．一方では，瘻孔閉鎖が 6 カ月あるいは 1 年経ってもできない場合は，訓練に取り掛かる．口蓋瘻孔を舌を置く場所の目印としても使用できる（「舌を前方にある穴に置きなさい」）．音を確立するために鼻孔閉鎖をし，前述のように徐々に取り除いてゆく．

6. VPI 患者の異常構音の治療はいつから始めるか

　VPI を呈する患者の多くは，外科的あるいは歯科補綴的治療を必要とする．治療の最終目的は，鼻咽腔閉鎖を得ることにある．外科手術のスピーチ面における目標は，開鼻声や，呼気鼻漏出や口腔内圧の減少などの必然的に生ずる誤りを除去することにある．VPI の修正は構音を変化させるものではない．長年にわたり，SLP と外科医は，異常構音を除去するための構音訓練に先駆けて咽頭形成術を行うことを推奨していた．彼らは，VPI が発話の誤りを生じる要因なので，構音訓練の効果をあげるには，まず VPI に対する治療をするべきであると考えていた．評価を行う機器の進化，特に鼻咽腔ファイバースコープと VF は，発話時の鼻咽腔の実際の動きを観察することができ，また安静時と発話時の様子も交互に観察できる．声門破裂音産生時は通常は咽頭壁のわずかな運動，あるいは動きがないというのが観察されており，Nasal snort 産生時には，外側へ向かう鼻咽腔の動きが観察されている．同一話者内で，正しい口腔子音の産生時に咽頭壁の動きが正常な内側への動きを呈することはしばしばある．これは VPI が依然として存在してもである．よって，通常われわれが推奨しているのは，異常構音を除去するためのスピーチセラピーは咽頭形成術前にされるべきであり，適切な手術計画を立てるのに必要な咽頭周辺の画像診断は，鼻咽腔が機能している状態（正しい構音時）に行うことができるのだ（Golding-Kushner, 1989；Shprintzen, 1990）．

　VPI 修正のための外科治療は，異常構音を除去するのに必要な構音訓練の時間を短縮するものではないと報告されている（Ysunza et al., 1996）．しかし，VPI を呈する患者の中には構音の治療を行いながらも成果がなかなか出ない者もおり，VPI が仮に存在しなければより効果は早く現れるのではないかと依然として疑う SLP もいる．このよう

な患者については，一時的なバルブ付発話補助装置の使用が効果があるかもしれない．患者にVPIがない状態で正しく口腔内で構音することを学習させることができ，正しい発話の中で鼻咽腔の動きが検査されるまでは，外科処置を延期させられる．多くの患者において，バルブのサイズは，鼻咽腔の動きの増加に伴い徐々に小さくなっていく(McGrath & Anderson, 1990；Golding-Kushner et al., 1995)．バルブ付発話補助装置の使用は，医学的な理由，あるいはその他の様々な理由により外科的処置が延期されている患者にとっても効果的な方法である．

　患者の中には，咽頭弁形成術後あるいは咽頭形成術後に発話を「再学習」しなくてはならないと言われる者がいるが，そうではない．患者は，術後においては術前と同様の構音様式を用いる．これは，術前に声門破裂音を産生していた患者は，その他の構音様式が教えられるまでは，術後も声門破裂音を産生し続けるということである．同様に，術前に口腔子音を正しく産生していた患者は術後も良好な構音を示す．実際には，必然的な歪みならびに開鼻声がなくなることで聴覚的印象に改善がみられる．声門で構音をしていた患者群は術後も同じような発話に聞こえる傾向にある．なぜならば，呼気鼻漏出や口腔内圧の減少は声門破裂音産生において重要な要因ではなく，開鼻声は発話明瞭度という点では主だった問題ではないからである．

7. どれくらいの期間構音訓練は行われるべきか？

　口蓋裂ならびにVPIに起因する異常構音に対する構音訓練は，年単位ではなく月単位で考えなくてはならない．前述のように，被刺激性テストの中で，単音レベルの正音産生は引き出せる可能性があるからである．単語復唱レベルには，1～2回の訓練で進まなくてはいけない．単語から短文レベルへの移行は1～2ヵ月でなされるべきであり，その程度の期間で訓練レベルが移行できるのであれば，そのまま訓練を継続すればよい．

第8章

手順と道具

　手順と道具は2つの別々のものである．しかし残念なことに，この2つの境界線というのは曖昧になりがちである．手順とは，特定のゴールに達するために用いられるステップである．道具とは，手順を実行するために用いられるものである．「強化」とは，反応が引き出された後に用いる手順のことである．強化の目的は，正反応が繰り返され，そして学習する可能性を高めることにある．もし，大きな進歩が2カ月のうちにみられなければ，SLPは訓練頻度や手順の見直しを行う必要がある．

1. 強化

　第3章ですでに述べたように，行動療法では3種類の随伴反応を用いる―正の強化，負の強化，そして罰である．正の強化では，刺激をある特定の行動に対して与え，その行動が高頻度に現れるようにする．正の強化の反対の方法が罰である．この罰では，繰り返し行われる行動を減少させるようにする嫌悪刺激を応用している．罰の効果はほぼいつも一過性のものであり，望ましくない行動を消すことはほとんどない．負の強化では，反応の頻度を増加させる効果を持つ嫌悪刺激を除去する．たとえば，子どもが訓練を受けることを好まなければ，訓練自体を負の強化子として用いることができる．もしも子どもが求められている数の反応を短時間で見せることができれば，訓練時間は短くできるのだ（例：嫌悪刺激の除去）．この種のオペラントは大きな効果をもたらす傾向にある．なぜならば，短時間に高頻度繰り返される行動というのは早く学習される傾向にあるからである．望ましくない行動を除去するためのもう一つのメカニズムには，無強化というのがある．行動を無視することで，それらの行動は強化されず，そして消えていく．

　最も効果的にするためには，最初は強化を決められた一定の規則正しい間隔をあけて与える．その後は強化を，反応の一貫性が向上したら，可変的な間隔をあけて与える．規則正しい間隔というのは，各正反応に対するご褒美のように予測可能なものである（1:1の割合で与える）．あるいは，5回の正反応が得られたら与えられるというように（1:5の割合で与える）する．1:1の割合は最初に用いるべきであり，それからか長い間隔，たとえば1:5の割合，をあける．患者の反応の一貫性が高くなれば，強化は可変的にあるいは無作為に与えればよい．ことばによる強化は常に与え，トークン強化を用いる時でも，ことばによる強化は具体的でなくてはならない．原始的な強化（食べ物

第8章　手順と道具

表8-1　強化

1. 強化は最初は決まった間隔で行う．そして，子どもの反応が安定してきたら様々な間隔で強化を行う．
2. ことばの強化は具体的でかつ，間髪入れずに子どもに与える．
3. 原始的な強化（食べ物）はできるだけ避けた方が良い．シリアルやレーズンを噛むのは，ゲームの駒を動かしたり，タワーにブロックを一個追加するよりも時間がかかるからである．
4. 補助的な強化（トークンやゲーム）は楽しくなくてはならないが，同時に短時間でできるものを選ぶ．

はできれば避けるべきである．というのは，シリアルの一片を噛むことのほうが，ゲームの駒を移動させたり，シールを受け取ったりあるいはタワーにブロックを加えたりするよりも時間がかかるからである．補助的な強化（トークンやゲーム）は楽しくかつ早くできるものでないといけない．強化は常に反応に対して即時に与えられなくてはならない．反応に対するいかなる遅延も正しくない行動の強化へと繋がってしまうからである（表8-1）．

2. 臨床現場での道具

　異常構音に対する構音訓練には，念入りに作られたあるいは高価な道具は必要ない．SLPは次に述べる臨床アイテムを準備する．卓上あるいは壁掛けの鏡—SLPと子どもが同時に映るくらいの大きさ（図8-1），手袋，ノーズクリップ（オプション），鼻息鏡あるいは聴診器，綿球，ストロー，テープレコーダー，カセットテープ（ICレコーダー）である．これらのアイテムはすべての治療の段階において用いる．被刺激性テストの間に用いられるすべての種類のキュー（視覚的な位置，呼気の流れ，手の操作，触覚，聴覚，ことば）は，音を引き出したり，訓練の最中のフィードバックを与えるのに用いられる．たとえば，呼気流に対して口頭で説明し，そしてストローの使用へと拡げる．ストローは，上顎中切歯のちょうど下に置き，先端は開けておく．呼気が正しく中央に誘導されれば，シューという音がストローから出てくる．綿球は，/p/の空気圧を説明するために用いることができる．See Scape™は先端を口腔に置き（通常は鼻孔に置く），両唇音を産生している時の口腔内圧を視覚的にフィードバックするのに用いることができる（図8-2）．

　SLPあるいは子ども自身で鼻孔は何回も閉鎖する．SLPは手袋をはめて子どもの鼻をつまむ，あるいはしまりのきつくないプラスチック製のノーズクリップを用いることもできる（図8-3）．ノーズクリップの利点は，子どもの口元を確認するのに邪魔にならない．また小さな子どもにとって，SLPに直接触れられるよりも恐怖感が少ないようである．そして連続試行に対してそのまま装着させておく．感染を避けるため，ノー

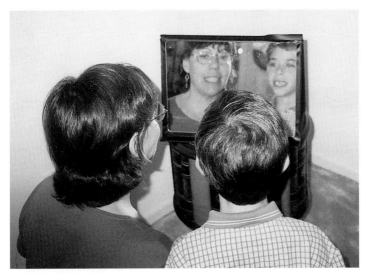

図 8-1 使用する鏡は，子どもと SLP の両方が映るくらいの大きさがよい．

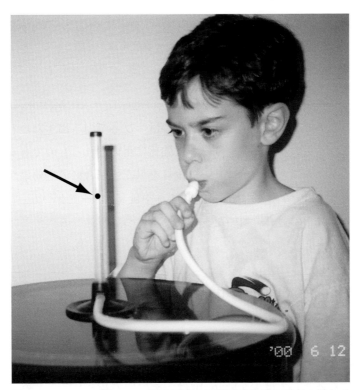

図 8-2 See-scape™ で，口唇破裂音や摩擦音産生時の呼気の流れをフィードバックできる．たとえば/b/である．破裂音産生の時に呼気が口腔から放出されることでチューブの中の小さなピストンが上がるのである．

ズクリップは患者一人に対して1個でなくてはならない．ノーズクリップを自宅に送り，練習時間に使用することもできる．

第8章　手順と道具

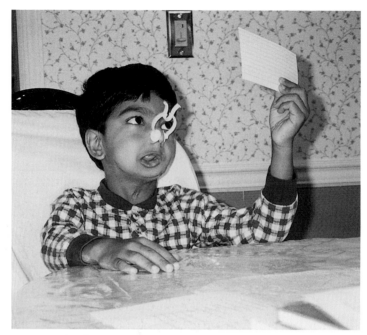

図 8-3　ノーズクリップを用いることで，訓練中の発話や子どもの口元を SLP が観察するのを妨げることなく鼻孔閉鎖が可能である．

3. 訓練道具

　道具は 2 つのカテゴリーに分類される．一つは，反応を引き出すための訓練過程の一部として使用されるもの，そしてもう一つは強化に用いられるものである．構音訓練においては，道具がこの両方のカテゴリーの役目を果たす場合に最も効果がみられる．異なった種類の道具には，カードや絵，単語リストや玩具，ボードゲーム，コンピューターゲームがある．これらの道具を用いた具体的な例について述べる．

絵（写真）

　具体的な目標音を引き出すために作られている絵カードセットは市販で容易に入手できる．これらの多くは見やすく簡単に判別できる絵になっている．そしてこれらは，適切な目標単語を選別できるように慎重に整理する（並べる）．残念なことに，市販のものは最も一般的な誤り音である/r, l, s, θ/を目標音としてそれぞれのカードセットがあり，一般的な誤り音としては少ない/p, b/は，その他の音としてまとめられている傾向がある．少ないが，/t, d/を目標音にしている会社もある．そして/h/や/w/を目標音にした絵カードを探すことは非常に困難である．よって，これらの音に取り組む際の道具の準備には，SLP 自身による制作が要求される．絵は，絵辞典，子どもの本，スーパーの広告の中からみつけることができる．お店の広告は，単純な絵（写真）でなじみのある目標単語，たとえば「ham（ハム），pie（パイ），pea（豆），tea（お茶）」などの最

適な情報源である．特にもしも食べ物をテーマに子どもの構音と言語面（語い増加）の両方に働きかけている場合はなおのことである．動物図鑑のフクロウの写真は「Who」を引き出すのに使える．SLP は目標とする音の絵（写真）を訓練の前に準備しておかなくてはならず，そうすることで貴重な訓練時間に絵を探したり，切ったりする時間を割かなくてもよい．絵カードセットは，使用に際して，コピーあるいは空白のインデックスカードへ切り貼りして準備する．絵カードはラミネート加工をすることで耐久性があがり，繰り返し使える．絵のコピーは自宅訓練用に子どもに渡す．子どもや親が，絵を探し，それを切り貼りするために使う時間と努力は無駄だ．SLP は，適切な単語をより早く設定できるので，時間つぶしの見せかけの課題ではなく，発話産生の課題に貴重な自宅訓練時間を活用することができる．

4. 道具の見せ方

手順はさておき，道具の置き場所を考えることは大切である．SLP の口元をみることで得られる視覚的なキューは訓練の中で重要である．よって，子どもが SLP が音産生のモデルをしている時に口の動きをみることは重要である．過度にことばで表現することは最小限に抑え，繰り返し「私を見て」と何度も繰り返すのは望ましくない．絵カードキューや小さな玩具の呼称練習の時にこれを回避する方法は，刺激となるものを SLP の口の横で持っていることである（図 8-4）．子どもは注意を絵カードや玩具へ向けるので，注意を引かせるような指示は必要ではなくなる．物理的なものを使用していない場合は，SLP が単語を発している時，あるいは口型を見せている時に強化となる物を SLP の口元でもっていればよい．

子どもが音を産生している最中に，刺激絵あるいは刺激物を子どもの目線より少し上にもっているのは有用である．特に Mid-dorsal palatal stop の修正に取り掛かっている時はそうである（図 8-5）．子どもは，絵カードを見るために頭を少し上に傾け呼称をしようとするので，SLP からは子どもの口腔内がよく見える．SLP が口腔内を視覚的に確認することで，聴覚的には正しい舌尖音に近い舌背音を強化する可能性が低くなる．

5. 手順

前述のように，手順とは，SLP が使用する道具を用いてなされる．一度手順を決めたら，SLP は訓練時間を有効に使わなくてはならない．子どもがそこにいるのは，発話産生に問題があるからである．彼らには正しい発話産生の方法を教えなくてはならないのだ．

第8章　手順と道具

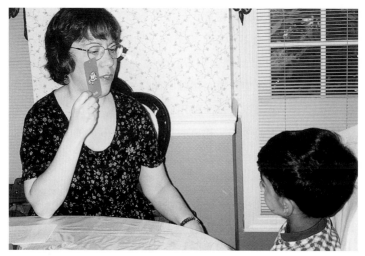

図 8-4　訓練段階が模倣レベル，あるいは視覚的な口形の提示を子どもが必要としている段階の場合，刺激絵などを SLP の口の横に持って単語を発すれば，子どもは目標語が何であるかを知るのと同時に構音点や口形を視覚的に確認することができる．

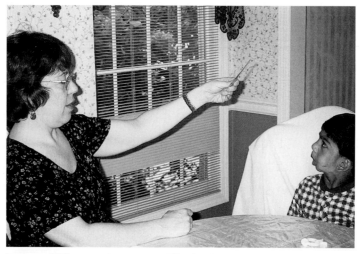

図 8-5　訓練レベルが SLP の口形提示などが必要ではなかったり，呼称に入っている子どもの場合，刺激絵を子どもの目線よりわずかに上に提示するとよい．こうすることで子どもの口元が見やすくなる．特に歯茎音，軟口蓋音，Mid-dorsal palatal stop を産生する時の舌位の違いを確認するのに有効である．

1）絵カードを用いた訓練の例

（1）あわせゲーム（マッチング）

絵カードペアを裏返しにテーブルの上に配置して，2枚を同時にめくるというような記憶ゲームが子どもは好きである．ほかのあわせゲームには「Go Fish」がある．このゲームの中で，プレーヤーはお互いが持っている絵について尋ねる．治療の段階によっ

ては，子どもは求めている絵カードを簡単に呼称できるし，それを要求するためにキャリアフレーズを用いることができる．こうした練習（マッチング）は呼称レベルに達した最初に行うのが適しているが，まだSLPの提示するモデルを真似ている段階には適していない．どちらのマッチングにしても，カードはセッションの刺激になり，ゲームで正音産生を強化する．SLPは，各セッションで100個の正音産生を達成するには何回の繰り返しが必要かを考えて，絵カードペアを数える．ゲームを始める前に，子どもはそれぞれのカードを正音にて，決められた回数を呼称する．遊びの中では，子どもはめくったカードの絵を決められた回数だけ，呼称あるいは復唱する．仮にそれがSLPがカードをめくる「順番」にあってもである．もし子どもが，自分の順番でもないのに，その単語を言わなければいけないのかと聞いてきたら，SLPには発音の練習は要らないが，あなたには必要なのだと答えればよい．この方法は，正音数を2倍にし，訓練時間を最大限有効に活用できる．要求される100個の正音産生は次のように行って達成される：もし20組の絵カードを使用するのであれば，ゲームの前にそれぞれの絵カードを1回呼称すると，40個産生ができる．ゲーム中，子ども達はカードをめくりながら，それぞれを呼称する．もしも，すべてのカードがいったんめくられたら，それは80個に達しているということである．しかし，うまくマッチングが毎回できるわけではない．よって，残っているカードでさらに20個の産生を引き出せる．各訓練内で，子どもに一つの単語をそれぞれ2回言わせることでより多くの発話練習ができる．これは，200個産生にかかる時間は最小限であり，かつ，各訓練で200個の正音産生を達成することができる．句や文章段階での治療の子どもに，この絵カードを使うと，各反応が長くなり，100個以上の産生は困難になる．音声学的に適切なキャリアフレーズは「I want ＿＿＿＿＿（私は＿＿＿＿＿が欲しい）」「Do you have ＿＿＿＿＿？（あなたは＿＿＿＿＿を持っている？）」あるいは「I see a ＿＿＿＿＿（私は＿＿＿＿＿を見る）」を使うと良い．

（2）カード遊び

　呼称レベルかあるいはそれ以上の段階の訓練を行っている学童期の子どもは，「War」や「Rummy」あるいは「Porker」や「Twenty-one」というような伝統的なトランプゲームを楽しめる．これらのゲームは容易に構音訓練に応用できる．最も簡単な方法は，目標音の絵カードに加えて，ハート，ダイヤ，クローバー，スペードなどのマークがついた構音カードを使うことだ．見せられたカードすべては，決められた回数を正しい音で呼称しなくてはならない．このようなカードが手に入らないようであれば，子どもがすべての数字や，トランプマークすべて，あるいは色すべてを正しい音で産生でき，かつ複数の目標音導入の訓練段階に入っているのであれば，通常のトランプを用いてもよい．カードマッチングゲームと合わせて行うことで，普通のトランプが訓練での刺激と強化の両方になる．

(3) 宿題の設定

子ども達の宿題帳を設定するのは楽しく，2歳半程度の子どもからは便利な課題として使える．SLPは選択した絵のコピーを積み上げ，子どもに「この絵は私のよ，だけど今日はあなたが帰る時には全部持っていっていいのよ」と告げる．子どもは各絵を正しく5回呼称あるいは復唱ができなくてはならない．子どもが正音で呼称できたら，SLPは「いいわよ」と言い，指をたてて数える．もしも5回目の試行よりも前に誤り音が出現した場合，1から数えなおす．もしも子どもが呼称を5回連続で正しくできたら（片手は広げたままで），その絵を宿題帳に貼るように子どもに糊を渡す．もしも子どもが糊を渡され戸惑ったり，糊貼りに時間がかかるようであれば，SLPは糊を塗ったものを子どもに渡し，宿題帳の中の指示したページの好きな場所に貼らせる．こうしたやり方で，宿題帳の中の絵の数が，必要な分になるまで続ける．絵は訓練の刺激材料となり，糊を塗ることや，絵を貼るという行為は強化課題となる．これには時間がかからないし，治療の流れの妨げになることもない．10枚の絵は，夜の自宅訓練用には適した数である．すなわち，少なくとも50個の正音産生，それも5回の連続産生が10枚の絵でできた後に宿題用の練習帳を完成できるのである．訓練の残り時間に合わせて，親を訓練に参加させ，子どもは「5回の連続正音産生」を自宅でどのようにするかを見せる．こうすることで，目標100個のうち，さらなる50個の目標音の産生をすることができる．もしも福祉サービスが学校で行われているのであれば，子どもはSLPと課題の復習を行うことができる（「じゃあ，今日おうちでどうやってやるかを見せて」）．可能であれば，クラス担任にも，構音訓練で何をしたかを見せると良い．時にはこれは訓練直後に可能であるが，多くの場合は昼食あるいは休み時間直前，あるいは，子どもと担任が二人きりになり，各単語を正しく1回あるいは2回産生する数分をもてる時間まで待たなくてはならない．追加の構音練習になるのに加えて，これは担任が，通常で関わる時期よりも，あるいは構音訓練で何をしているか知るよりも早い段階で子どもの成果を確認できる．

(4) 絵カード呼称

治療の早期段階において，カードは模倣や呼称訓練に用いることができる．SLPは，子どもが可能な限りの視覚的ヒント得られるように，カードを自分の口の近くで持ち，そして単語を言う．子どもはその単語を復唱する．その時には，言語的強化を与えなくてはならない．必要であれば，簡単なトークン強化も用いるとよい．トークン強化は単純で，反応に対して即時的でかつすぐに効果がなければいけない．

(5) ミニマルペア：最小単位

ミニマルペアとは，一つの音素だけが異なる単語のことであり，例としては「バイ-タイ（bye-tie＝バイバイ-ネクタイ）やバイ-バイト（bye-bite＝バイバイ-噛む）ゴート-コート（goat-coat＝ヤギ-コート）あるいはペア-ベア（pear-bear＝梨-熊）」など

が挙げられる．子どもが自分の音のレパートリーの中にミニマルペアを作るのに十分な音素数を得たら，組になった絵の使用は特定の音の産生を引き出すのにきわめて良い．声門破裂音を呈するほとんどの話者は，すべての破裂音が声門破裂音になる．ミニマルペアでは音を区別する必要がある．なぜならば音素の対比が意味の違いを生むからである．これはリスニング課題，産生課題，聴覚弁別の中で，正しい子音産生を引き出す過程で行える．

6. 玩具

　子どもは，人や動物あるいはなじみのあるもののフィギュアなど小さなおもちゃに対してよく反応をする．おもちゃは，子どもが出せる音に基づいた遊びの中で用いる．たとえば，/h/の練習を限られた音で行っている場合，home（家），hoe（桑），hay（干し草），hill（丘），hammer（ハンマー），hand（手），hanger（ハンガー），「フー（Who）」というフクロウの声や，「ホ，ホー（Ho Ho）」という小さなサンタクロースの声などで遊べるおもちゃセットが良い．その他には「here, hi, high（ここ，ハイ，高い）」なども遊びの中で使える．

　音節レベルでの練習であれば，ブロック（積み木）や小さなボールを用いて，目標音節である「pa, pa, pa」などと繰り返し言わせて，彼らに「話し」をさせて遊びながら行う．

　子どもの訓練レベル（治療レベル）が上がったり，文章や会話の中で新しい音を使い始めたのであれば，日常的な物を用いて遊ぶのが，自然な方法で新しい発話パターンを促進するのに最適なやり方である．たとえば，ミニチュアハウスにたくさんの，人，家具や食べ物，その他の小道具を配置するなどである．まず，子どもの言語反応を引き出すためにSLPがミニチュアハウスの質問をする間，子どもは遊ぶことができる．また，SLPはミニチュアの遊び方をモデル提示して，子どもがその遊び方を真似する，あるいはミニチュアの動きをことばで説明する，またはキャラクターについて話すように促す．ストーリーテリング同様に，構音と言語用の両方の訓練をしている子どもには良い方法である．

1）トークン強化としての玩具使用

　トークン強化の例では，カップの中にビー玉を入れたり，電車のレールを一つずつ足していく，箱やタワーにブロックを足していくなどである．1：1の強化スケジュールで最初は行う．しかし，1：5の割合でご褒美を与えるというのが最も効果的である．すなわち5回の正しい反応に対してご褒美を一つ与えるというものである．小さな子どもの中には，このような遅延強化には上手く反応せず，1：1のスケジュールでご褒美

が必要である．1：5，あるいはそれ以上のスケジュールの実施が可能な場合，自宅訓練用の練習帳の絵の色塗りや糊貼りもご褒美になる．これは，1：1のスケジュールでしか行えない子どもには適さない．なぜならばこのご褒美はより多くの時間を要するので，話す時間が短くなってしまうからである．

　ご褒美を与えるのを部分的に遅延させられる子どもについては，混合トークンシステムを用いるとよい．この方法は，100個の正音産生という基準が達成された後のセッションの最後に行われるゲームの中で使うピースを1：1あるいは1：5のスケジュールで収集する．例としては，「Don't Spill the Beans」ゲームの豆を集める，「Don't Break the Ice」のプラスティックキューブを枠の中に置く，あるいは「Lincoln Log」を組み立てるのに丸太を集めるなどである．後の遊びのためにピースを脇においておくという方法は，強化子に注意が散ってしまうが，訓練の最後に遊びたい，という子どもにとっては有用である．セラピストは箱を脇に置き，強化子を与えるのに適切なタイミングでピースを箱の中に一つずつ入れていけばよい．遊び時間は子どもの年齢や，どれくらいご褒美を与えるのを遅延させられるか，たとえば10ピースが箱に入ったら，10分後，あるいは100個の正反応が得られたらなどである．その時には，子どもに短時間だけ箱を与えるが，2分を超えてはならない．そして，ピースは子どもの視界からは取り除き，訓練を再開する．

7．本と物語り

　訓練プロセスが単語レベルの段階で，SLPが言う文を完成させられる子どもには本を読むのもよい．SLPはわざと子どもの目標音が含まれる単語を省略する．また，本の中の写真や絵は特定の単語や句を言わせるのに用いることができる．子どもの訓練が文章や会話レベルである場合は，Picture sequence（物語を構成する一連の絵）は発話を引き出すのに使える．幼少の子どもには，Picture sequenceは馴染みのあるものでなくてはならず，家庭の中で毎日行われる行動，たとえば料理，洗濯やかくれんぼなどがそれである．子どもが詳しく述べられない場合は，SLPからより複雑な情報を導くような質問をすればよい．すなわち，目標音や詳細な説明が含まれる子どもの反応を導くのだ．そして，SLPができるだけ多くの目標単語を用いて，絵を物語る．SLPのしていることをモデルにして，子どもにもう一度，先の話をさせるようにすれば良い．そしてこの中では子どもが自発的に話すよりは，もっと細かい内容になる．親は，本や絵カードから話を作るという課題のやり方の訓練を受けなくてはいけない．一度親が訓練を受ければ，この方法は言語面のみならず，モノローグや対話の中での構音面に対する自宅での非常に良い訓練となる．

　字の読める子どもも，物語りは楽しめる．こうした子ども達はまず話を読むことから

始める．これは，子どもにとっては，文字という視覚的なヒントが与えられるという利点がある．そして，目標単語を引き出すために，今読んだ話についての特定の質問に対して答えていく．そして，子ども達は正しい構音で，モノローグという形で話の内容を話す．この訓練の例も構音と言語の両側面への働きかけになる．

8. 単語リスト

　単語リストは年長の子どもに用いるのに有益であり，かつ特定音に対する絵カードの入手ができない場合には時間を節約することができる．またリストには，絵にできない単語や，書きとりノート，学校の他の科目の中に出てくる目標音となる単語も含めば良い．子どもの生活の中の，異なる角度からの語彙と内容語※を統合することは汎化を促すのには不可欠である．そしてまた，訓練の過程を子どもと家族の実際の生活の中に定着させられる．インデックスカードに単語をプリントして，前述のカードゲームの中で用いることができるし，また短時間にできる音産生課題のために，単語を本に書き込んでもよい．プリントした単語は，その他の種類の語音産生キューに，さらにグラフィックキューを加えることができる．

訳者注：※内容語とは，名詞・動詞・形容詞など，文法的な機能はほぼなく，語い的意味を表す語のことを指す．

9. ゲーム

　子どもはボードゲームが好きなものである．よって構音訓練と簡単に合体できる．しかし，ゲームはあくまでも強化子であり，主たる目的ではないということを SLP は十分に認識しなくてはならない．言語音産生の機会は最大限に引き出されなくてはならないのだ．たとえば，単語レベルの訓練段階であれば，各順番ごとに，目標単語の正音産生が5回できればボード上で一つコマを動かすというような方法を用いる．もしもゲームにスピナーやサイコロがある場合は，子どもは出てきた数字の数だけ単語をいい，そしてその1単語につき5回ずつ言わせることで，子どもの語音産生の機会を最大限に活用する．ポーン（チェス用語，将棋でいう「歩」のようなもの）は，単語が正しく産生された後に動かす．もしも子どもが6を出したのであれば，1回の番に30個の単語を正しく産生することになる（6単語をそれぞれ5回産生）．

　ゲームの中には，たくさん話さなくてはならないものがあり，これは発話刺激と強化子の二役となる．すでに子どもが正しく産生できる音のレパートリーを十分獲得している場合は，このようなゲームは適している．この目的にあうよく知られたものは「Guess Who?」であり，言語訓練にもよく用いられる2人で遊べるゲームである．ゲームの中

では，2人ともに人の絵が描いてあるカードの入ったトレーが与えられるので，カードを引く．そして，お互いに「はい」か「いいえ」で答えられる質問をして，相手の「なぞの人物」が誰であるかを当てる手がかりを集める．子どもは，特定のキャリアフレーズで質問し，また質問に答える．たとえば，/s/と/r/の練習をしている場合の質問で用いるキャリアフレーズは，「Does your mystery person have…?」である．そして，求められる答えは「Yes, my mystery person has….」あるいは「No, my mystery person does not have….」となる．

　他によく使われる発話を必要とするゲームには，「Battleship」というのがある．これは「Guess Who?」によく似ていて，プレーヤーは相手方の隠したボードに書かれている人物を当てるのである．このゲームを効果的にするには，アルファベットと数字を正しく産生する能力が求められる．

　前述の手順は他のゲームにも簡単に応用でき，子どもは自宅から新しいゲームやおもちゃを持って治療に来るのに乗り気なことが多い．指定するキャリアフレーズは宿題のスピーチブックに取り入れてもよいし，この訓練レベルの宿題では，必要なフレーズを用いて親と毎日ゲームをする，でもよい．この種の宿題に文句をいう子どもはほとんどいない．

　前述の例は，2人で遊ぶゲームである．個別訓練が一番であるが，多くの子どもはグループ訓練を受けている．子どもが2人の場合は対戦させればよいし，もっと多くの子どもがいる場合は，チーム編成をしてゲームをすればよい．たとえば，Aが最初の番ではチームのスポークスマンになり，次の番ではBがチームのスポークスマンになるのだ．子ども達で相談して，どの推測ゲームをするかを決めればよい．このやり方の明らかな短所は，子どもの発話の機会が少なくなることだ．当然ながら，この点がグループ療法の大きな欠点である．

10. 手順としての聴覚弁別

　SLPの番でも子どもが絵の呼称を行わなくてはならないと先に述べたが，ただひとつだけ例外がある．句や文レベルの訓練での聴覚弁別課題は，汎化を確立する上で重要な自己モニタリングスキルの発達を促すには有用である．子どもがこのレベルの訓練に達するまでには，彼らの正音産生の能力は確立しており，正音と誤り音との違いを聞き分けることができなくてはならない．子どもがSLPの番に訓練士の役を行う．SLPが絵の呼称または，目標の句を言う時に何回かは正しく構音し，何回かは子どもの誤り音をわざと産生する．子どもはセラピストのようにふるまわなくてはならず，語や句が正しく産生されているか，あるいは誤っているかをSLPに告げ，誤り音の時には，子どもがそれを修正する．

11. 自宅訓練

　小さな子どもの親は，言語発達と発話を促進するための刺激を，日々の生活の中に取り入れるように訓練を受けてなくてはいけない．構音訓練を受けている年長の子ども，特に異常構音の除去の訓練を行っている子どもについては，訓練中に教えられたスキルをおさらいし，繰り返し行う機会が必要である．これを最も効果的に達成するのは，系統的な自宅練習を介して行うことである．子どもや親が「自宅訓練」について文句をいう場合は，私は次のように言う．「もしも子どもが一日中全く話さないのであれば，正しい発話の練習をする必要はないけれど，多くの子どもは朝の7時に起床して夜の8時あるいはもっと遅い時間に就寝するまでの間は話す．これは，子ども達は誤った発話を13時間以上も何度も「繰り返している」ということである．だから，一日のうち3〜5分を正しい発話の練習に時間を設けない理由はない．」

　自宅での宿題は短時間で最多の構音訓練がなされるように系統だてなくてはならない．子どもの傍らには子どもの発話を聞き，そしてそれが正しいのか誤っているのかを判別でき，そして子どもが目標音を効果的に修正できるような，キューを出せる大人が必ずいなくてはならない．構音の自宅練習は，やる気はあるが必要な課題を行うスキルには欠ける10歳の兄弟と一緒にできるものではない．もしも大人がこれらの課題をできないのであれば，数日間で誤った発話を一気に強化する危険性がある．

　最も効果的に成功させるには，宿題内容は2回のセッションでの訓練課題を引き継げばよい．たとえば，セッション1で子どもは/s/の単音産生，続いてCVの音節産生を行った．その場合，このセッションに対する宿題は，SLPから渡さないのであれば，スピーチ用のノートを購入する，である．続いて，セッション2では子どもがCVの音節とそれに続いてCVC構造の単語産生を行った場合，このセッションに対する自宅訓練課題はなしにする．セッション3では，子どもは引き続きCVC構造の単語を練習する．ここで，このセッションのあとには2つの自宅課題が与えられる．この2つともを毎日行う．最初の課題では，鼻孔閉鎖をして/s/を単音で1日5回連続して正しく構音し，続いて鼻孔開放をして/s/を単音で5回連続して正しく構音する．第2の課題では，宿題帳に記してあるCVの単音節を，大人のあとに続いて復唱を10回，その後連続して5回正しく言える練習をする．自宅の課題は，2回のセッションで早々に達成できた内容にすると良い．5個の/s/単音産生と，50個の単音節を産生するのには，誤り音を少し呈する子どもでも1日につき2分程度の時間しかかからない．もし誤り音がもっとある場合は，練習セッションが長くなる．なぜならば，課題は5セット連続して正しく構音をできることだからである．子どもが誤り音を呈した場合，その正音産生の数は最初から数えなおす．多くの場合，自宅訓練にかかる時間は5分程度である．課題内容をセッションが終わる前に実際に子どもと一緒に行い，かつ計時して，子どもにその課題を達

成するのには短時間しかかからないことを見せるのである．これを行うことで,忙しい，その他の宿題があるからなどの自宅訓練をしない言い訳を防ぐことができる．

　子どもの訓練に同伴する親は,子どもの自宅訓練を効果的に行えるようにする訓練と,正しい音と子どもの異常構音との違いを判別できるようにする訓練を受ける．親の中には，この過程において特別な支援が必要な場合もある．この情報や訓練内容をSLPと直接的接触を持たない養育者に伝達する必要もある．SLPが子どもに宿題の内容を説明しているセッションの場面を録画するのはSLPにとって有用だ．そしてSLPと子どもは，3〜5つの自宅訓練課題を行うのだ．子どもと親はその5分の録画テープを自宅訓練を始める前に一緒に見て，両者とも課題内容をよく理解する．録画テープから親は，子どもの正反応あるいは誤反応へのSLPの対応を見たり聞いたりすることができ，そうすることでセラピストは誤りの除去や正音の強化の方法のモデルを提示できるのである．Harding-Bell（2000）は，子どもと親が自宅で見るために，セッション全体をビデオテープに録画することを提唱している．子どもは，自分の姿をテレビ画面上で見るのを好むもので，その中で，自分がセラピストに褒められているのをテレビで見るのは，追加のセッションを行っているようなものである．

　宿題帳には，大人がサインをする行を設けなくてはならない．1行は，次のセッションまで毎日サインする用であり，その日のセッションのサイン欄も含む．毎練習後，子どもではなく大人が，課題達成をしたことの証明としてサインをする．仮に一日行われなければ，その日は空欄にしなくてはならず，そうすることでSLPが何回の自宅訓練が行われたかを知ることができる．仮に，子どもが宿題をしなかった日の分を埋め合わせるために余分な練習をした場合，行った日を正確に記さなくてはならない．子どもと親には，サインをする目的は子どもを「調査」するためではないことを説明する．その目的は，SLPに対して正確な練習情報を伝達することで現状の進展度を把握するためのものである．各セッションは，その日に達成された自宅課題の復習から始める．もしも子どもが何回かの試行で誤り音を産生し，なおかつサイン欄は空欄が多い場合は，自宅訓練があまりなされなかったと理解できる．もしもサイン欄すべてにサインがしてある場合は，いくつかの理由が考えられる．子どもは誤り音を練習してしまった，課題内容がその子どもにとっては難し過ぎた，あるいは家族が練習をしていないのに嘘をつきサインをした，である．子どもと大人が理解しなくてはならないのは，真実の情報というのが訓練課題やそれに伴う宿題を計画する上では非常に重要ということである．というのは，子どもの正しい音を強化するためのさらなる訓練が大人に必要なのか，課題を2セッション毎ではなく3セッション毎に対して出さなくてはならないのか，あるいは練習と「真実の報告」の重要性を家族が理解する必要があるのか，をSLPは判断しなくてはならないからである．

　「サイン欄」がいかに重要な情報を提供するかの他の例である．子どもが4日のうち

3日は通常練習をしており，状態は良い．1日練習を行わないのはさして影響を与えない．そこで子どもは4日のうち2日しか練習をしなくなり，次のセッションでの正音産生の確率は下がる．SLP，子ども，大人の全員が1日多く練習することが違いを生んでいるので，子どもは少なくとも4日に3日は練習をしなくてはならないことを共通理解するのだ．課題遵守がいかに大切かがわかる．

　その他の重要な自宅訓練のポイントは，自宅訓練を行うのに最も大切な日は，セッション当日であるということなのである．変に思う人もいるかもしれないが，30分をSLPと共に過ごした後の，2分の自宅訓練が重要なのである．セッションの後というのは，正音産生の感覚が子どもの意識の中では鮮明であり，課題についても明確である．よって，セッション当日の夜の自宅訓練は決定的な違いを生むのである．

　最初の自宅課題を出す際の指示書の中には「サイン欄」を加えることと，仮にセッションがいかなる理由で行われなかったとしても，同じ自宅訓練課題を引き続き行うことを記す．というのは，こうすることで子どもと親が，仮に，まさに仮にであるが，セッションを休んだとしても練習を続ける可能性が高くなる．常に驚かされるのだが，知的な子どもと親は日々の練習の重要性を理解していると言ってるにも関わらず，1回のセッションを延期にすると，新たな課題がなかったから自宅訓練を続けなかったというのである！

　自宅課題は学校の休暇中でも行わなくてはならない．仮に学校で「宿題のない夜」を与えられたとしても，それは構音の宿題には適用されないということを明確にしなくてはならない．継続と繰り返しが基本なのである．

　課題は明確でかつ具体的にする．発話産生を最大限引き出し，課題達成にかかる時間を最小限にするためには，ドリルを用いると良い．基準に達していて，正音産生が正確であれば，10単語を5回繰り返すのにかかる時間は2分である．課題は基準に近いものだということを覚えておかなくてはならない．なぜなら課題というのはセラピーのセッション内容を基に出されるものであり，子どもは2分間で50単語を正しく言えるからである．一方では，特定の語頭子音の単語の写真を雑誌から切り抜いたり，あるいは隠れた絵を当てるという課題は30分あるいはそれ以上の時間がかかり，それを行っている時間は最小限の発話しか必要ではない．これは非常に少ない発話にも関わらず労力を要し，努力に対してあまり価値がない．自宅訓練課題とサイン欄の例は，**図8-6**に載せてある．

　自宅訓練ができるように，SLPは親に訓練を受けさせる．訓練の内容には，正音産生のための，適切で具体的な正の強化子の与え方や，子どもが努力をしたにも関わらず音が誤っていた場合にどのように子どもを励ますのか，などの方法を含む．また，親が子どもの目標音と誤り音との違いの聞き分けができるように耳を訓練することも必要である．乳児の親の自宅訓練プログラムは，もっと大きな子どもの親にとっても有効であ

第8章 手順と道具

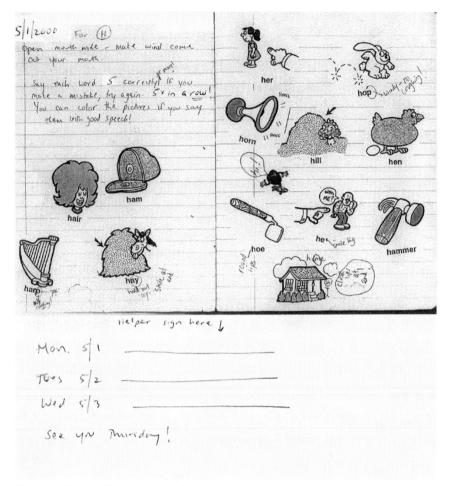

図8-6 子どもの課題ノートの一部である．この中には，キューを必要とする段階の子どもの訓練を親が自宅でできるように音の産生方法の説明や，特別な課題や，課題とする単語や，課題実施確認欄などが含まれる．これらのほとんどのイラストは，Webbers Jumbo Articulation Drill Book M. Thomas Webber & Sharon Webber 1993 から抜粋している．

るので，詳細については第3章を参照されると良い．

12. 汎化（キャリーオーバー）

　子どもの中には，訓練中に良い発話ができており，それが突然訓練時以外の状況でも良い発話ができるようになる者もいる．何かが「きっかけ」となるようで，正しい構音を獲得するのである．しかしながら，多くの子どもは訓練外の世界で良い発話を行うには長い過程を要する．

　日々の親との，あるいは他の特定の大人との自宅訓練では，汎化のための理にかなった出発点を設定する．たとえば，課題には子どもの好きな本のページを大人に大声で読

んで聞かせ，その内容について正しい構音で話させる．学校で出された宿題のある子どもは，担任から出された宿題の紙や本を，時間内に大声で読む．発話訓練を学校の宿題であるリーディングや算数あるいは科学と一緒に行ってはどうかという提案に対して，子ども達は驚いて興味をそそられる．なんと奇抜な提案であることか！ その他の課題を行うのに正しい発話を用いるのだ．言語室外で，正しい発話を汎化させるのには，とても良い出発点である．またありがちな発話の訓練ができないという言い訳ができなくなる（「練習帳を忘れた」など）．筆者は，公立学校に通い，言語訓練室に来る時に，訓練用の本の代わりに算数のノートを持参する子どもの訓練に実際に当たっていた．構音訓練を嫌がり，教室に戻りたがる彼女は，訓練室のある建物とは別棟にある教室に置いてある本を取りに戻りたいと申し出た．彼女の予想に反して，持ってきた本で良いので読むように言われて，本人は驚いた．そしてそれが算数の本だと抗議した．私は，再びその本を読むように指示した．彼女の構音は突然，訓練前の間違いだらけの発話に後戻りした．私はその誤った発話を止め，正しい発話をするように告げた．すると彼女は，算数の各問題を正しく読み，そしてその解答を正しい構音で述べた．彼女にとって，言語室で行われている事と，彼女の他の世界との接点を見つけた最初の経験であった．

　約束事を決めるのはその他の状況へ汎化させるための一般的なセラピー方法である．患者とSLPは，構音訓練以外の具体的な環境に合わせた詳細な発話基準を書き出す．これは通常，発話の手助けをする大人との自宅環境から始めるが，最終的には学校生活やその他の状況にも合わせる．たとえば就寝前の5分間，親と話す時に正しい構音を使う，あるいは算数の授業中，質問に答える時には文章全体の中で正しい/s/を産生するというものである．子どもが十分な年齢に達していれば，どの約束が守れて，なにが守れなかったのかを把握できる．そうでなければ，親や教師は強化子を与え，そして子どもが自分で意識できるように手助けを積極的にしなくてはいけないだろう．

　学校ベースのセラピーを受けている子ども達は，SLPが間接的に観察できる多くの汎化の機会が一日を通してある．SLPはすべての子どもの教師（担任，専門科目）などに，現在その子どもが＿音は正しく産生することができ，＿音はSLPが不在の状況でも正しく使えるように練習している途中である，などと説明した手紙を送ればよい．そして，教師には子どもに正しい音を思い出させるため，あるいは強化子となる微妙なキューを出すことに協力してもらうように依頼する．そのキューは患児にはわかるが，その他の生徒にとっては明らかでないものでなくてはならない．これは子どもがその過程において自意識過剰になることを避けるためである．たとえば，教師が患児を指名し，教師は耳を掻く，これは良い音で読むようにという患児に対して送る合図という具合である．

　訓練室以外で正しい構音で話させる時間の合計は，徐々に増やしていく．親は約束事で決めた時間が5分であるのか3時間であるのかを理解していなくてはならない．この

表 8-2 よくある問題への対処方法

問題	対策
声門破裂音の産生	・訓練頻度を上げる ・より多くの反応を引き出すためにドリルの形式を上げる
舌の後方移動がどうしても除去できない	・瘻孔の有無を確認する ・/θ/を導入する
声門破裂音のない発話が汎化できない	・目標設定をスモールステップに下げる ・訓練頻度を上げる
限られた発話サンプルでの鼻咽腔ファイバースコープの結果は良好であるが，汎化はみられず，また開鼻声は依然認められる．	・鼻咽腔ファイバースコープを用いてしっかりと発話分析を行う
鼻咽腔ファイバースコープ検査では，数語では鼻咽腔の閉鎖が認められるが，連続発話時に開閉の動きが見られない	・VCFSの可能性があるので鑑別が必要 ・咽頭形成術が必要かもしれない
呼気時ではなく，吸気時に音を産生している	・/s/の誘導に/t/を用いる ・音無しで吸気をして，その後に音有の呼気の練習
両唇音産生に口唇を鳴らしをしてしまう	・口唇の動きや形だけでなく呼気の放出の仕方を教える ・鼻咽腔閉鎖機能を確認する

決められた時間は正しい構音で話さなくてはならないと，子ども自身に思い出させるのである．その時間外でも思い出させようとすると，子どもには「口うるさい」と思われ，また抵抗されるかもしれない．最終的には正しい発話が習性化して，自動的に出てくるようになる．

　SLPの責任は訓練セッションが終了と同時になくなるものではない．もしも子どもが正しい構音を汎化できていないのであれば，仮に訓練が頻回に行われていたとしても患児と親そして教師をセッションに呼び，訓練を系統だてて新たなプランとして提案する．セラピーの問題への対処方法については**表 8-2**に記した．

第9章
評価と避けるべき訓練方法

　異常構音を呈する子どもの治療をしている場合，有効なセラピー方法を知っているのと同じくらい，避けるべき方法を知っていることは重要である．この知識があることで時間と労力を無駄にせずに済み，またその治療が効果的なだけではなく能率良くできる．多くの方法が，VPIに関連する発話の問題に対してSLPから提唱されてきているが，二つの基本的な理由のために実用化されてこなかった．第一の理由に，これらの方法の多くが，発話の生理に対する理解に限界がある時代に開発されたものであるということである．ブローイングや口蓋のマッサージというような方法は，かつて科学者やSLPがVPIの動態を直接観察し得る近代的な機器を使用する以前に提案されたものである．その他の方法，たとえばサインランゲージ，口腔筋機能訓練などは，他の疾患に適応したものを理論的に応用しただけである．これらの方法の利点を示唆する科学的な研究結果というのは出されていない．はっきり言うと，これらの方法には失敗の長い歴史があるということである．一方では，この書籍で記されている直接的な構音訓練方法は高頻度の成功率で数千人の患者に適用できた．

1. 口腔筋機能訓練

　口唇・舌・下顎の強化を目的とする運動はいくつかの理由により不適切である．誤り音の原因は構音器官の強さではない[注1]．発話時の口唇と舌の使用が欠如していることで，「弱い」という誤った印象を与え得る．声門破裂音を呈する話者が口唇や舌の動きを省略するのは当然である．なぜならば声門レベルで呼気を排出するバルブをすでに作っているから，口唇や舌を動かしてバルブの働きをする必要がないのである．換言すると，口唇と舌の動きの省略は誤学習によるものであり，筋の運動性が弱いからではない．声門破裂音を重度に呈する患者の多くが，通鼻音/n/を産生する時には，前舌の動きは正常であり，通鼻音/m/を産生する時には口唇閉鎖は正常に行われるのである．仮に舌の動きと挙上が/n/産生時には十分に行われるのであれば，/t, d, s, l/などの口腔音を産生するには十分だということは明白である（Golding-Kushner, 1995）．セラピストはしばしば口唇の可動域を上げる訓練をし，そうすることで話者は口腔内の隅から隅，口の周辺，突出，口唇から鼻へつけるなどの舌の動きを行うことができるようになる．

[注1]「構音器官の強さ」と「構音器官の接触の強さ」を混同しないように注意．

しかし，これらの動きを必要とする語音はなく，すなわちこれらの動きを構音訓練のプログラムの一環として教える目的に疑問がわくし，さらに，個人の口腔器官の強さと構音の正確さとの関連性は証明されていない．

特定の人の発話を向上させるために考案された新しいプログラムや訓練方法は，よく学術雑誌や専門家の学会で発表されている．これらのプログラムの理論的根拠とゴールを分析することと，それらの方法が，異常構音を呈する子どもとのニーズと一致するかどうかを検討することは重要である．多くの場合において，一致していない．

2. 口蓋と鼻咽腔機能訓練

もう一つの避けるべき訓練カテゴリーは，軟口蓋の運動性と鼻咽腔閉鎖機能を上げようとするものである．これらには，軟口蓋の運動強化訓練，アイスマッサージ，軟口蓋マッサージ，鼻腔洗浄，なでる，電気刺激などがある．発話時と非発話時の声道の動きの頻度と複雑性の間には，全く関連性はないと指摘されている（Duffy, 1995；Johns, 1985；Robin et al., 1997）．実際には，鼻咽腔の筋を筋電図で観察すると，発話時と非発話時は全く違う運動性を示している（Trigos et al., 1988；Ysunza et al., 1999）．驚くことではないが，これらの訓練が発話時の鼻咽腔閉鎖機能を改善あるいは，開鼻声を減少させたというエビデンスはいまだ出されていない（Powers & Starr, 1974；Ruscello, 1982；1990；Van Demark & Hardin, 1990）．

3. ブローイング訓練

ブローイング訓練，サッキング，嚥下，嘔吐，頬膨らませもまた発話における鼻咽腔閉鎖機能の改善や強化を目的とする訓練として提唱されてきた．しかし，VFではこれらの非発話時の鼻咽腔の動きというのは発話時の鼻咽腔の動きとは異なることが証明されている（Shprintzen et al., 1975）．これらの課題において鼻咽腔の動きが向上したとしても，共鳴や発話を改善する結果にはならない．これらの方法は効果はないし，科学的な根拠と原理は不十分だ．

軟口蓋の動きと鼻咽腔閉鎖の目的は高圧子音を産生するために口腔内圧を高めることにある．さらに，筋電図（EMG）による口蓋帆挙筋の動きは口腔内圧が上昇するに伴い増加するのである（Kuehn & Moon, 1994）．よって一番良い「口蓋の運動」は発話なのである（訳者注：絶対的VPIの症例もいるので見極めが重要である）．

4. 失行に対するプログラムとプロトコール

　口唇と舌の使用が認められないと，SLPはしばしば失行患者への発話の運動性向上の訓練を行う傾向にある．患者の構音器官の運動の欠如は失行によって起こっているわけではない．「失行」はSingular's Illustrated Dictionary of Speech-Language Pathologyでは，「すでに学習した一連の動作を随意的に実行することができないこと」と定義されている．また，「失行性発話」の定義は，「脳損傷の結果，意図的に語音の連鎖，企画とプログラミングする能力が障害されたことに起因する神経運動性構音障害」である．そして，最後に「発語失行」とは「発話行動の企画，随意的な言語性運動行動のための口腔探索行動に伴う一貫性のない音素の歪みや代償の結果となる初歩的な欠陥であるが，筋機能が弱かったり麻痺によるものではない（Singh & Kent, 2000, P.15）．これらの定義のいずれも異常構音を呈する患者には合わない．残念なことに，口蓋裂言語を呈する子ども，特にVCFSの子どもはしばしば失行と誤診される．先に述べているように，異常構音に置換している際の口唇と舌の動きの欠如は誤学習と構音点が移動したことによって引き起こされるのである．これは決して失行が原因で起きているわけではない．よって，失行の影響を減少させるためにデザインされた治療プロトコールの効果は期待するべきではない．もしも，これらの方法のプロトコールの一部が，特定の子どもには適切である場合は，プログラムから1～2個の方法を用いるのは良いが，SLPはこの点について注意深くなって欲しい．

5. サインランゲージ

　サインランゲージの使用は，口蓋裂言語を呈する子どもや言語発達遅滞のみられる子ども，これにはVCFSの診断を受けた子どもも含むが，「フラストレーションを軽減させる」目的や「コミュニケーション能力を向上させる」目的で，一部のSLP達に支持されている（Scherer & D'Antonio, 1998）．声門破裂音を呈する構音障害は発話の誤学習と発話産生過程の誤りによるものである．フラストレーションを軽減することに利点はあるが，これは発話産生を向上させるわけではなく，また構音訓練に対して子どもをより受容的にするわけではない．声門破裂音は，失行にみられるような発話産生能力の限界を意味するものではない．さらに，もしも大人がより注意を払えば，異常構音は表出性の言語障害ではなく，それよりも発話産生，特に構音の問題であることがわかる．よって，サインランゲージを教えるのは，問題の本質に注意を向けていることにはならない．構音スキル向上よりも，サインを教えることに時間を割くことは非合理的である（Golding-Kushner & Shprintzen, 1998）．サインの使用は発話の本来の問題と解決策から注意を転じさせる．これは子どもに外国語を教えるのに似ている．支持派は，サイン

と発話は同時に教えることができるという．しかしながら，鼻孔閉鎖をして強調する訓練方法では，SLPの手がサイン作りでふさがれていてはいけない．さらに，サインを教えるのには，子どもはSLPの口もとや自分の口唇や舌の使い方よりも，SLPの手と自分の手の動きに注意を払わなくてはならない．また，ほとんどの症例において，子どもはポインティングやジェスチャーにて自分の要求を伝えることができる．これは他の子どもも（大人も）身振りはするので自然と促進される．学校は，教師とのコミュニケーションを向上させるためにサインランゲージの使用を支持するだろう．しかし，彼らは要点の把握ができておらず，問題の根本，すなわちそれが構音であるということを知ろうとせずに付加的な異常代償手段を擁護している．発話の変化は，訓練ゴールにサインランゲージを追加することで得られるのではなく，直接的な構音訓練や治療スケジュールを増やすことでみられるのである．

6. 音韻分析

　異常構音は，言語レベルにおける問題ではなく，発話産生における誤りである．精巧でかつ時間をかけて行う発話パターンの音韻分析は，構音障害を理解する一助とはならない．しかし，先に述べたように，SLPが治療計画をたてる際には，個々の音の置換だけではなく，誤りのパターンをよくみなくてはならない．定義によると，声門破裂音とMid-dorsal palatal stopは構音点の「Backing（後方移動）」による誤り音である．音韻分析によってこの知識にさらに何か新しい情報が加わるわけではない．よって，時間の無駄なのである．構音点，構音操作，誤り，正しく産生された音を検討するという伝統的な誤り分析は訓練を計画するのに有用な情報を提供する．共通の特徴を持つ音群（両唇破裂音や歯茎破裂音を含む前方破裂音という大きい括りの群）は一緒に訓練していく．

　さらに，異常構音には声門破裂音や，第3章で述べているその他の不適切な誤り音を含む．音韻分析はこれらの誤り音を組み込んで分析するような「決まり」はない．「声門破裂音への置換」はNasal snortや咽頭破裂音，咽頭摩擦音あるいはその他の必然的にみられる誤り音の出現の説明にはならない．よって，この種の発話障害を分類するのには音韻分析というシステムは不適切なのである．

7. 最後に

　構音訓練の目的は構音を改善することにある．その他の分野からもってきた，あるいはその他のコミュニケーション障害には有効である訓練方法に，直接的構音訓練を用いて達成されるのと同じような結果を期待してはならない．SLPにとって治療のゴール

を常に意識することと，そのゴールに到達するために最も効果的かつ能率の良い方法を実行することが重要である．最も効果的かつ能率の良い方法でセラピーを行うのは，誤り音を訂正し，構音器官をしっかりと接触させることである．代わりのコミュニケーション方法や，発話速度を下げて明瞭度を上げることに時間を費やすのは非効率的でもったいない．訓練のゴールは，発話明瞭度を上げることだけにあるのではない．最終的な目的は正しい発話なのである．構音が正しければ，発話は完全に明瞭になる．口腔筋機能訓練や，ブローイング訓練あるいはその他の誤った方法を数カ月，数年と用いた親とSLPは，発話の進歩については自己防衛過剰気味になる傾向である．長引く治療で最終的に出てきた音は，実はほとんどの症例において，もっと早く，簡単に引き出せる可能性があったことを彼らは知らない．

　何が効果的で何が効果がなかったかという，方法に関して納得できる証言は，子どもとともに訓練を経験してきた親から聞かれるものである．口腔筋機能訓練やサインラインゲージの訓練では，発話の改善はみられなかったという話を親から一度ならずとも聞く．そして直接的な構音訓練を行うセラピストに変わると，6カ月で劇的な変化を見せる．「まだ娘は開鼻声はあるけれど，改善はめざましいです．娘は手術をする必要があるのかどうかも疑問に思い始めています．娘の新しい単語は「purple（紫）」で，知らない人でもなんといっているかわかるのです」．VCFSの子どもの親によると「何が私たちに効果的だったか．それは，構音訓練のドリルフォーマットの頻度を週4回に上げたときに，めざましい発話の改善がみられ始めました．自宅では一回につきほんの数分だけ課題を行ったけれど，ドリルを忠実に行いました．構音訓練の間には正しく構音できるけれど，会話の中では悪い癖に戻るという問題を抱えていました．時間がそれは解決してくれたようです．たくさんの練習は効果がありました．一年以内に誤り音はすべて修正されました．われわれはいま言語訓練のみを行っています．」

第 10 章
Velo-Cardio-Facial 症候群（22q11.2 欠失症候群）とその他の特別群におけるコミュニケーション障害

1. Velo-Cardio-Facial 症候群（22q11.2 欠失症候群）

　Velo-Cardio-Facial 症候群（22q11.2 欠失症候群：以下，VCFS）（**図 10-1**）は口蓋裂に関連する最も一般的な症候群の一つである（Shprintzen, 2000）．VCFS は 22 番染色体の微細欠失により引き起こされる．また，VCFS は DiGeorge Sequence とも呼ばれていた．VCFS に関連する兆候は 180 以上も報告されており（**表 10-1**），重度の発話と言語の障害，学習障害がその中でも最も一般的にみられる（Shprintzen et al., 1978；Golding-Kushner et al., 1985；Golding-Kushner, 1991；Kok and Solman, 1995；Scherer et al., 1999；D'Antonio et al., 2000；Shprintzen, 2000）．さらに，VCFS の子ども達の構音と言語と学習の発達パターンは，非常に特徴的で多くの場合で特別な介入が必要となる（Scherer et al., 1999；Shprintzen, 2000；D'Antonio et al., 2000）．よって，VCFS の子どものコミュニケーション障害のパターンや効果的かつ能率のよい治療方法を知っていることは SLP にとっては非常に重要なのである．

1）VCFS の子どもへの授乳

　VCFS の子どもの新生児期には，心臓の問題，免疫不全，低カルシウム血症，筋の低緊張などの医学的に複雑かつ大きな問題を呈する．また，泣き顔の非対称性が高頻度に認められる．口蓋裂を伴う場合と伴わない場合でも，授乳問題と劣成長は一般的で，哺乳指導を目的に SLP に紹介される．全身と咽頭の筋の低緊張，喉頭の奇形あるいは咽頭を圧迫する血管輪のような血管異常により，授乳は非常に複雑な問題となる．ミルクの鼻腔逆流と嘔吐はよくみられる．Robin Sequence と（あるいは）咽頭の筋の低緊張に起因する気道の障害がある場合は問題はさらに複雑になる．

　VCFS の多くの子どもは第 4 章で述べたような授乳方法や哺乳瓶に改良を加えることで哺乳・摂食のスキルを身につける．子どもはできるだけ直立に抱き，乳首の先をクロスカットにすることで穴を大きくする．授乳時間については加減をしなくてはならない．というのは VCFS に関連して全身の筋が低緊張であるために，胃と腸での消化に時間がかかる．その結果，胃の中にまだ食物がたまっている状態でさらに胃の中に食べ物を入れると嘔吐してしまう．VCFS の子どもの多くが胃瘻と経鼻胃チューブの治療を受けているが，実はこのような厳しい治療はほとんど必要ない．口腔内刺激の手法は一般的によく薦められるものだが，VCFS の子どもにとっては効果がない．なぜならば哺

第 10 章 Velo-Cardio-Facial 症候群（22q11.2 欠失症候群）とその他の特別群におけるコミュニケーション障害

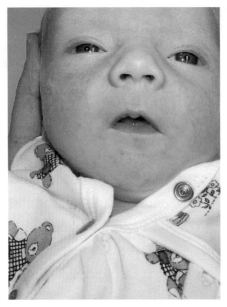
A

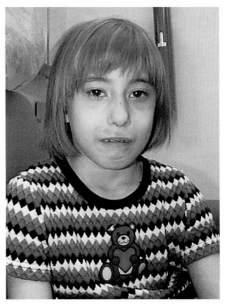
B

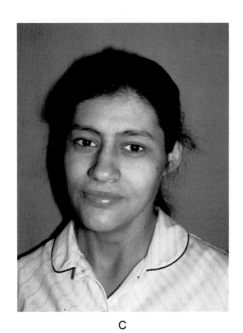
C

図 10-1　VCFS の典型的な顔貌の乳児（A），子ども（B），成人（C）

乳・摂食の問題は，筋の低緊張と心疾患，呼吸障害，消化に時間がかかること，そして個人の気質などの問題が絡み合って高頻度に起こるからである．

表 10-1　Velo-Cardio-Facial 症候群：専門家用データ表

　　Velo-Cardio-Facial 症候群（VCFS）はまた，Shprintzen 症候群や，DiGeorge Sequence の表現型としても知られているが，この症候群は 22 番染色体の長腕の小さな部位の欠失により起こるとされている．これはヒトにおいて最も多くみられる症候群の一つである．下の表では VCFS に認められる奇形を挙げてある．いずれの所見も 100％の確率で発症するわけではないが，疑いがある場合は，「評価をするべきである」と言うに足る頻度で認められる．URL：http://www.vcfsef.org/facts.html（2001 年）.

顔面・口腔所見
　1.　明らかな口蓋裂，粘膜下口蓋裂あるいは不顕性の粘膜下口蓋裂
　2.　下顎後退
　3.　扁平頭蓋底
　4.　乳児期の非対称な泣顔
　5.　構造的に非対称な顔
　6.　機能的に非対称な顔
　7.　縦長の顔
　8.　直線的な顔の輪郭
　9.　先天的欠損歯
　10.　小さな歯
　11.　第一生歯のエナメル質形成不全
　12.　低緊張または弛緩性の顔貌
　13.　口角下降
　14.　口蓋裂
　15.　小頭症
　16.　小さな後頭窩
眼科的所見
　17.　蛇行性の網膜管
　18.　眼窩下の血液うっ血（アレルギー性のあざ）
　19.　斜視
　20.　狭い眼瞼裂
　21.　後部胎生環
　22.　小視神経円板
　23.　顕著な角膜神経
　24.　白内障
　25.　虹彩小節
　26.　虹彩欠損（稀）
　27.　網膜欠損（稀）
　28.　小さな目
　29.　中度の眼窩隔離
　30.　中度の眼窩異所症
　31.　腫れぼったい眼瞼（眼瞼下垂）
耳科／聴覚的所見
　32.　過褶曲の耳介
　33.　固着した耳垂
　34.　隆起したカップ状の耳
　35.　小耳
　36.　わずかに非対称の耳

（表10-1　つづき）

  37. 頻発の中耳炎
  38. 中度の伝音性難聴
  39. 感音性難聴
  40. Ear Tags　あるいは穴
  41. 狭い外耳道

鼻科的所見
  42. 顕著な鼻梁
  43. 丸い鼻尖
  44. わずかに分離した鼻丘（二分している様子）
  45. つままれたような鼻翼部，狭い鼻孔
  46. 狭い鼻道

心臓所見
  47. VSD（心室中隔欠損）
  48. ASD（心房中隔欠損）
  49. 肺動脈閉鎖あるいは狭窄
  50. ファロー四徴候
  51. 大動脈騎乗
  52. 総動脈幹
  53. PDA（動脈管開存症）
  54. 大動脈離断症
  55. 大動脈縮窄症
  56. 大動脈弁異常
  57. 鎖骨下動脈走行異常
  58. 血管輪
  59. 頸動脈起始異常
  60. 大血管転換症
  61. 三尖弁閉鎖症

血管異常
  62. 内側置換頸動脈
  63. 蛇行性，捻転，欠失，副存の内頸動脈
  64. 頸動脈異常
  65. 椎骨動脈欠失
  66. 総頸動脈の低位での分岐
  67. 蛇行あるいは捻転した椎骨動脈
  68. レイノルズ現象
  69. 小静脈
  70. ウィリス輪異常

神経学的・脳所見
  71. 室周嚢腫（多くは前角）
  72. 小小脳虫部
  73. 小脳形成不全／発育不全
  74. 未確認の明るい白質
  75. 全身性の低緊張
  76. 小脳運動失調
  77. 痙攣
  78. 脳卒中
  79. 二分脊椎／髄膜脊髄瘤

(表 10-1　つづき)

　　80. 中度の発達遅滞
　　81. 拡大したシルビウス裂
咽頭・喉頭・気道所見
　　82. 乳児期の上気道閉塞
　　83. 小さなアデノイドあるいは欠失
　　84. 喉頭横隔膜症（前方部）
　　85. 大きな鼻咽腔
　　86. 喉頭軟化症
　　87. 披裂筋の過形成
　　88. 咽頭の低緊張
　　89. 非対称な咽頭の動き
　　90. 薄い咽頭筋
　　91. 一側性の声帯麻痺
腹部・腎・腸の所見
　　92. 発育不全／形成不全の腎
　　93. 嚢胞性の腎
　　94. 鼠径ヘルニア
　　95. 臍帯ヘルニア
　　96. 異常回転の腸（一症例のみ）
　　97. 胚芽腫（一症例のみ）
　　98. 横隔膜ヘルニア
　　99. 肛門異常（異所，閉塞）
四肢所見
　100. 小さな手と足
　101. 先細りの指
　102. 短い爪
　103. 手や足の荒い，赤い，鱗片膚
　104. 限局性強皮症
　105. 拘縮
　106. 母指骨数過多症
　107. 多指症
　108. 軟組織合指症
乳児期の問題
　109. 哺乳障害，低成長
　110. 鼻腔嘔吐
　111. 胃食道逆流
　112. 鼻腔逆流
　113. 易刺激性
　114. 慢性便秘（ヒルシュプリング性の巨大腸ではない）
発話と言語発達
　115. 重度の開鼻声
　116. 重度の構音障害
　117. 言語発達障害（通常は中等度の遅れ）
　118. 鼻咽腔閉鎖機能不全（通常は重度）
　119. 結合運動障害
　120. ハイピッチな音声
　121. 嗄声

第 10 章 Velo-Cardio-Facial 症候群（22q11.2 欠失症候群）とその他の特別群におけるコミュニケーション障害

（表 10-1　つづき）

認知と学習に関する所見
  122. 学習障害（数の概念，読解力）
  123. 具象的概念，抽象的事象に対する困難
  124. 学童期での IQ の落ち込み（Test Artifact）
  125. 境界線域知能
  126. 必ずではないが中度の知的障害
  127. 注意欠陥多動性障害

その他の異常所見
  128. 無呼吸を伴わない突発性酸素飽和
  129. 血小板減少
  130. Bernard-Soulier 病
  131. 若年性関節リュウマチ

精神学的・心理学的症状
  132. 双極性感情障害
  133. 躁うつ病性障害と精神病状態
  134. 急速交代型気分障害
  135. 気分障害
  136. 抑うつ
  137. 軽躁
  138. 統合失調様障害
  139. 衝動性
  140. 感情の平板化
  141. 気分変調性障害
  142. 気分循環性障害
  143. 社会性における未成熟さ
  144. 強迫性障害
  145. 全般性不安障害
  146. 恐怖症

免疫系症状
  147. 易上気道感染
  148. 易下気道感染（肺炎と気管支炎）
  149. T 細胞の減少
  150. 胸腺ホルモンの減少
  151. 反応性気道疾患

尿生殖器系症状
  152. 尿道下裂
  153. 停留精巣
  154. 尿生殖器逆流

内分泌系症状
  155. 低カルシウム血症
  156. 副甲状腺機能低下症
  157. 偽性副甲状腺機能低下症
  158. 甲状腺機能低下症
  159. 中度の成長障害に伴う低身長
  160. 欠損あるいは発育不全胸腺
  161. 発育不全下垂体

(表 10-1　つづき)

骨格・筋・整形外科的・脊椎症状
　162. 脊柱側弯症
　163. 半側椎骨
　164. 潜在二分脊椎
　165. 蝶形椎
　166. 癒合脊椎（多くは頸部）
　167. 係留脊髄
　168. 空洞
　169. 骨減少症
　170. シュプレンゲル変形，肩甲骨変形
　171. 内転尖足
　172. 小骨格筋
　173. 関節脱臼
　174. 慢性の脚痛
　175. 偏平足
　176. 過進展／弛緩関節
　177. 過剰数肋骨
　178. 肋骨癒合

皮膚／外皮症状
　179. 豊かな頭髪
　180. 薄い表皮（静脈が容易に観察できる）

副次的な連鎖／関連する症状
　181. Robin Sequence
　182. DiGeorge Sequence
　183. Potter Sequence
　184. CHARGE 連合
　185. 全前脳症（単一症例）

症候群に関連するその他について
- 罹患人口（推計）2,000 人に 1 人
- 出生率（推計）1,800 人に 1 人
- 円錐幹動脈新奇形を呈する乳児の率：10%～30%
- 口蓋裂（口唇裂を含まない）単独の発生率：8%

2) VCFS の発話と言語

　VCFS 患者のことばの発達の特徴は，理解と表出の双方に遅れが見られ，発話面では重度の開鼻声，異常構音による重度の構音障害（主として声門破裂音），高い声，嗄声である（Golding-Kushner et al., 1985；Golding-Kushner, 1991；Scherer et al., 1999；Shprintzen, 2000；D'Antonio et al., 2000）．共鳴や声の問題を引き起こす生理学上の異常には，喉頭横隔膜症や重度の VPI がある（Golding-Kushner, 1991；Lipson, 1995；Shprintzen, 2000）．統合運動障害あるいは失行症としばしば診断されているが，これらの多くは誤診である．

　VCFS における発話と言語の発達遅れは通常，ことばが始まるころから明らかになる

(Shprintzen et al., 1978；Golding-Kushner et al., 1985；Scherer et al., 1999)．表出言語と発話のスキルは理解言語の遅れと比較すると不釣合いな程低い傾向にある（Scherere et al. 1999；D'Antonio et al., 2000)．よって，VCFSの子どもは言語発達刺激を与える積極的な早期介入サービスを受けるべきである．

　VCFSの子どもは口蓋裂のあるその他の子どもとは学習の仕方が異なるので，SLPと親は，訓練効果はVCFSではない子どもと異なることを理解しなくてはならない．子どもが反応を示さないようであれば，発話と言語の刺激を引き続き与えなければならない．時間はかかるが改善はみられる．VCFSの子どもの学習曲線は滑らかというよりは段階的であり，プラトーに達した時に失望をしないことが大切である．VCFSの子どもの中には2歳半から3歳頃まで発話が全くみられない場合もある（Scherer et al., 1999)．またVCFSの子どもの中には幼稚園の後期から学童期早期にかけて急速にキャッチアップをする場合もあるようである（D'Antonio et al., 2000)．VCFSの子どもの学習の特徴としては，一回に与えられた情報を学習し保持する能力に限られているということである．よってセッションは繰り返しを最大限行うために，高頻度に，しかしセッションの時間を短く行うべきである．高頻度のセッションが（週に3から5回）行えない場合，セッションを長くする．しかし10分毎に休憩を取る．そして適度に休憩をとったら，訓練を再開させる．

　VCFSに関連する性格特徴もまた，介入を計画する際に考慮しなくてはならない．VCFSの子どもは刺激されやすく，恐怖心が強く，触覚過敏を呈する傾向にある．これらは児童期後期や思春期に現れる精神疾患の早期症状かもしれない．感覚統合障害を反映していると考えてはならない．これらの特徴があるので，VCFSの幼児と学童児へのアプローチは注意深く行わなくてはならない．SLPは子どもの「空間」にゆっくりと入っていき，そして訓練課題を行うにあたって，子どもが安心していられるように両親を参加させるようにする．最初は両親と遊び始めて，徐々に子どもに遊びに参加させていくのがより効果的である．自宅訓練プログラムは，環境の変化に応じるのに困難を示すVCFSの小さな子どもに特に効果的である．

　仮に彼らが会話のスキルを身につけたとしても，表出言語にはムラがあり，周期性すなわち寡黙な時期と多弁な時期を繰り返す．またそれは，しばしば青年期あるいは早期の成人期に診断される精神障害の早期の兆候を反映している可能性がある．たとえば，恥ずかしがる時や内気な時の時期（鬱期）には，1語から2語の文章しか作らない．しかし同じ子どもにおいて，活気に満ちた時期には（躁期），ひっきりなしに話すというような周期を繰り返す．これらの周期は予想できず，何時間も何週間も続く場合がある．VCFSの子どもに関わるSLPはこのような行動特性について知らなければならず，場合によってセラピーセッション（ゴールではない）の方法を調整する必要がある．

　発話のないVCFSの小さな子どもに対して，「橋渡し」として，口頭コミュニケー

ションに重きを置きながらトータルコミュニケーションプログラムの使用を支持するSLPもいる（Scherer & D'Antonio, 1998）．一方では，Golding-Kushner と Shprintzen（1998）は，正常な聴力で，かつ正常なことばの発達の可能性を持つがすでに言語発達遅滞を来たしている子どもに対して，サインを教えるというのは，不要な訓練の重荷をその治療に関わるすべての人に課すことになると指摘している．そして，それはSLPや親，そして子どもを，「話すことを学ぶ」という課題から注意をそらす結果となる．これはあたかも，彼らにとって日常生活の背景にある言語である英語かスペイン語と，そしてサイン言語の2つの言語を学べといっているようなものである．これは，1つの言語ですら学ぶことに苦労している子どもにとっては，さらに難しい過大な要求である．

3）VCFSと学校における言語訓練

　VCFSの子どもの多くは学校における構音と言語の訓練を受ける．実際には，学校のSLPの症例になっている子どもの中にはVCFSだがまだ診断を受けていない子どもも多くいるだろう．学習障害があり明らかな口蓋裂がなくても「口蓋裂言語」を呈する子どもすべてはVCFSを疑わなくてはならない．口蓋裂と発話の問題を呈する子ども，特にVCFSの子どもは概して学校のSLPにとっては様々な難題を示すであろう．学校での構音訓練は5人程度編成のグループ訓練で，訓練時間は多くは15分から30分である．この訓練方法はVCFSの子どもにとっては効果がない．というのは，VCFSの子どもの多くは構音と言語の訓練の両方が必要だからである．前述のように，VCFSの子どもが学習を最もできるのは，繰り返しをたくさん行う短いセッションを高頻度に受ける場合である．

　その他の医療的，社会的，教育的な問題を考慮にいれて，VCFSの子どもの治療ゴールは優先順位を決めなくてはいけない．必要な訓練は発話と言語の2分野に分けられるだろう．発話の訓練には，声門破裂音を除去する構音訓練や，VPIと開鼻声を除去するための外科的処置を含む．言語の訓練には，理解と表出スキルを向上させるセラピー，抽象的な思考と社会的なコミュニケーションに関連するスキルの向上に関するセラピーを含む．優先順位でいえば，構音の誤りを分析するには，十分な発話サンプルが必要であるため，子どもがある程度話せなくてはならない．開鼻声は発話のない子どもや最小限の発話しかない子どもでは適切には診断できない．よって，最小限の言語表出しかない子どもには言語訓練が最優先である．音を引き出すために，機能語や概念を中心にして，前の章で述べた流れで治療を行うことで，構音訓練を言語面の訓練に組み込める．

　子どもが2, 3語のフレーズを何個か産生できれば，共鳴を分析する上では十分である．明らかな開鼻声が認められる場合は，VPI管理について決断をするべく，SLPは患児を口蓋裂チームに紹介しなくてはならない．重度の開鼻声が認められる場合は，

第10章 Velo-Cardio-Facial症候群（22q11.2欠失症候群）とその他の特別群におけるコミュニケーション障害

　VCFSの多くの患者は，咽頭形成術を検討しなくてはならない．声門破裂音と開鼻声を呈する子どもの多くにおいて推奨するのは，まず声門破裂音を除去し，発話訓練が上手く行った後に咽頭の外科的手術を計画することである．これは，多くの場合が，正しく口腔音を産生すると，声門破裂音を産生していた頃よりも鼻咽腔閉鎖機能が向上するからである（Golding, 1981；Henningsson et al., 1986；Golding-Kushner, 1989, 1995；Shprintzen, 1990；Ysunza, 1992）．しかしVCFSの子どもの咽頭の動きは緊張が低く，正しい口腔音を産生している時ですら不全な傾向である（Golding-Kushner, 1995）．VCFSの子どもはスピーチエイドなどの発話補助装置を使用して発話が改善しても，鼻咽腔の動きは改善しないようである（Golding-Kushner et al., 1995）．これは多分，VCFS患児のVPIを引き起こしている多くの因子に拠るものであり，薄い咽頭組織（Golding-Kushner, 1991），アデノイドの形成不全（Arvystas & Shprintzen, 1984），血管の異常（Mitnick et al., 1996）などが挙げられる．さらに，VCFSの子どもは/s, f/の摩擦音を持続したり，単語を産生している時には鼻咽腔閉鎖が得られるが，連続発話の中では継続的な閉鎖をしない場合がある．閉鎖には「瞬間」開閉がみられる．これらすべての理由から，VCFSの子どもは適切な検査が行われたらすぐに，VPIに関する外科的/補綴的治療を行うことを推奨する．この適切な診断は通常は4歳までにされる．咽頭形成手術が終わったら，治療の優先は構音に移行する．構音訓練は言語訓練に比較してより早く終了できる．というのは言語訓練は，成長と共に課題が複雑になり，それに伴い長引く傾向にある．それと比較して，構音訓練は限られた数の音に対して働きかけ，訓練の最終地点が明確である．正常な発話産生のゴールは現実的であり，比較的短時間で達成される．異常な発話というのは，VCFSにみられる障害の一つであるが，これは治療でき，除去できる問題である．発話訓練は，言語なしでは成しえない．よって，治療の優先順位が構音に移る時期であるからといって言語面を無視して良いわけではない．しかし，通常6～12カ月間行われる構音訓練の期間は，言語のゴールも構音ドリル訓練の中に組み込まれなくてはならない．異常構音が除去されたら，汎化という構音のゴールは言語訓練に組み込まなくてはならない．先に述べたように，構音と言語は単体としてみなされるのが現在の傾向である．しかし，言語面と構音に別々に行うアプローチ方法というのはこの本で紹介しているアプローチ方法よりも効果が低いと証明されいる．VCFSの子どもの構音障害に対する治療については特に言えることである．

　最も効果的に，声門破裂音を除去する発話訓練は，1週間に3～5回の頻度で1回20～30分の長さで個人訓練を組むことである．もう一度言うが，各セッションでの最小限の正音産生の数に重点を置くのは，言語面を二次的なゴールとして，「一時的」に構音を強調する必要がある．VCFSの子どもの声門破裂音を除去する具体的な方法は，他の子どもに対するものと同様である．高頻度かつ集中的なセッションと日々の自宅訓練がより重要なのである．というのは彼らにとって繰り返し行うというのが重要な学習方

法だからである.

　VCFS の子どもの訓練が文章レベルに上がると，より多くの言語面の目標が統合できる．言語訓練は語用スキルの発達と同様に抽象理論スキルの発達に焦点を当てなくてはならない．社会的言語は VCFS の多くの子どもと青年が懸念される分野である．構音の誤りが正された時，いくつかのセッションでは個人訓練から小さなグループ訓練をするのは適切である．そうすることで，現実社会で，実際にスキルを上達させることができる．もしも他の言語面に関するゴールが残っている場合は，何回かの訓練は個人訓練を続けるべきである．なぜならば，VCFS の子どもは 1：1 の個人訓練と繰り返しにより練習効果を得るからである．この状況において，週 1 回から 2 回のグループ訓練に加えて，2 回から 3 回の個人訓練を検討するとよい．

4) VCFS と学習

　VCFS の子どもの知能は，中度知的障害も認められるが，多くの場合は正常あるいは境界線域である．学習障害は一般的であり，最も多いのは読解と，数学の概念，そして推論，抽象的概念の理解に特に困難を示す (Golding-Kushner et al., 1985)．よって，VCFS の子どもの学習障害は小学校の 2 年生か 3 年生になるまでは顕在化してこない場合もある．この時期には要求される学習内容が上がり，学習が，読むことと複雑な内容を聴覚処理することに多くなるからである．VCFS の子どもの学習パターンには，プラトーに達していてもスキルを訓練していると，プラトーと前進が交互にみられる傾向にある．これは特に最初の 3 年間の言語獲得期に顕著である．

　学校生活はまた，VCFS の子どもに多く認められる ADHD によっても影響を受ける．VCFS の子どもは早期の学校生活では比較的上手くいく．しかし，段々と学校の勉強は読解が多くなり，内容がより抽象的で複雑なものになってくるに従い，学業面が落ちる傾向にある．VCFS の子どもは具体的な考える過程に頼る傾向にあるので，抽象的な内容の理解が段々と困難になってくる．学習面に影響を与えるような精神的な特徴を呈することがある．多くの VCFS の子どもは非常に内気であり，もっと話せるにも関わらず，ことばを用いた対話や教室での生活では，1 語あるいは 2 語の短いフレーズで応答をするということがある．10 代，あるいは成人の VCFS 患者にみられる精神障害に，鬱期と躁期を呈する双極性障害がある (Papolos et al., 1996)．よって，躁鬱症状をもつ人のことばでの反応は，非常に簡潔な時と多弁な時とがある．もう一つの特徴は，衝動性であり，これは学校生活や社会生活に影響を与える (Golding-Kushner et al., 1985)．彼らは変化に対応することが苦手であり，これが学校の中で臨機応変に対応することを困難にしている．だから，彼らを教室から娯楽室，あるいは言語訓練室へ移動させることが困難なのである．彼らには，教室以外の様々な部屋への移動に慣れさせる支援が必要であり，そこに移動したらその場に慣れさせるために，ある程度の時間が必要なのであ

る．FM機器を教室内で用いるのは，彼らの集中力を向上させるのに有効である．

2. その他の症候群

　口蓋裂/VPIに関連するといわれる症候群は400以上報告されており，VCFSはその中の1つである．これらの症候群の多くは比較的よく知られており，コミュニケーションの発達にパターンがあり，少なくとも数例，あるいは非常に多くの症例について障害の詳細が報告されている．Stickler症候群は，結合組織が障害を受ける遺伝病であり，この患者は不完全口蓋裂あるいは粘膜下口蓋裂，重度あるいは進行性の近視，早期に出現する関節炎（Jones, 1998；Gorlin et al., 1990）を呈する．未診断の場合は，年少の子どもは「成長痛」と見誤まる関節の痛みを訴える．高音障害型感音性難聴と脊柱側弯症もよくみられる．Robin Sequenceに関連して新生児期に気道障害がよくみられ，実は，Robin Sequenceの患者の3分の1がStickler症候群であると推定されている（Shprintzen, 1992）．口蓋裂を有するStickler症候群の患児の半分が正常発話と正常共鳴を獲得し，残りの半分が開鼻声と異常構音を呈する（Golding-Kushner, 1991）．開鼻声が認められる場合，程度は軽度である傾向だ．言語獲得と学習スキルについては，聴力が正常で口蓋裂に関連する中耳疾患が注意深く管理されている場合は特に，多くの症例において正常である（Golding-Kushner, 1991）．このように，Stickler症候群の子どもの予後はVCFSの子どもとは異なる．慎重に医療的管理が行われていれば，特に耳鼻科についてであるが，彼らは言語面と学習面での問題や開鼻声を生ずる可能性は低く，開鼻声がある場合でも軽度であることが多い．

　その他のSLPが関わるような遺伝的症候群にはトリーチャーコリンズ症候群がある．これは顔貌，眼窩，両側耳に障害があらわれる．高頻度に口蓋裂あるいは粘膜下口蓋裂を呈する．外耳と中耳の奇形により，二次的に最高度の伝音性難聴が認められ，早期に発見，加療がされない場合は認知，発話，言語の発達に大きな影響を及ぼす．両側性の小耳症/外耳道閉鎖症のために，骨導補聴器が必要となる．トリーチャーコリンズ症候群では声道が非常に狭窄しており，新生児期の気道障害はよく認められる（Shprintzen et al., 1979）．口蓋形成術後の鼻腔共鳴は通常は正常である．開鼻声が認められる場合は，極軽度あるいは一貫性はなく，顎顔面が成長に伴い，鼻咽腔や声道の形態が変化するため，年齢と共に軽減あるいは消失する傾向にある（Golding-Kushner, 1991）．構音障害は舌の後退に関するものが多く，VPIに関連する構音障害は多くない（Golding-Kushner, 1991）．口腔容積と声道が小さいために口腔内の共鳴は不明瞭なモゴモゴした感じになる．共鳴は成長に伴い改善する傾向があり，その点で他の口蓋裂を伴う症候群とは異なるし，場合によっては不要な手術を回避できるかもしれないので，重要なポイントである．

特定の症候群における発話，言語，音声，共鳴についての情報は，近年では徐々に印刷物あるいはウェブ上で入手することが可能となっている．近年発行されたものではコミュニケーションの観点からの簡単な説明とその他の特徴を160の症候群について述べている（Shprintzen, 2000）．

3. その他の特別な群

多くの子どもは，知られている症候群の兆候の一部ではない，まれな口腔形態を呈する場合がある．述べてきた原理と方法は，このような稀な症例に対しても治療方法としては適応できる．発話と言語発達をできるだけ早期の時点で評価することと，必要に応じて両親を訓練し早期介入をすることは基本である．SLPは発話の誤りが，子どもの口腔の構造による必然的なものであるのか，そうでないのかを判別する必要がある．しかし多くの構音の誤りは必然的なものではない．図10-2の子どもは，胎児期に子宮内で双生児が重なり合った状態により，重度の口腔形態異常の稀なパターンを呈して出生した．双子の一方は正常な口腔と下顎の形態を有しているが，図10-2の子どもの口腔形態は，未発達な下顎が左側で上顎に近接し，不完全で非対称的な口蓋裂と小舌症であった．舌は左側の頬粘膜と癒着していて，舌の右側と舌先の可動域を制限していた．また舌表面には過剰な組織の隆起が認められた．必然的なものか，あるいは代償性の誤りであるかの判別の重要性については，彼の治療経過の中で述べる．

1）症例

図10-2の少年G（以下，G）は，気管切開と胃瘻チューブによる経管栄養のため，生後8カ月で摂食と発話の早期介入を受けた．患児には経口摂食の経験はなく，再建手術も受けていなかった．両親，双子の兄弟，兄との5人暮らしだった．両親ともにフルタイムで勤務して家を留守にしていたため，日中は看護チームの介護を受けていた．数カ月以内に，すべての食事が経口摂食になり，Passy Muirバルブ[*1]は彼の気管にうまく適合し，音声産生することができた．彼は，通鼻音と母音を産生し始めた．それから程なくして，カニューレは抜去され，栄養チューブも除去された．その理由は，彼が医学的な見地からするとこれら器具が必要ではない状態になったからだ．フルタイムの介護サービスは彼の保険会社から停止され，その代わりにフルタイムのデイケアに参加することとなった．日程調整の都合上，違うSLPが彼のスピーチセラピーを受けもつこととなった．そして何年間も筆者は彼の経過を見ることはなかった．彼の両親によると，

訳者注：[*1] 気管カニューレに付ける一方弁のバルブ．吸気時はバルブが開き，呼気時にバルブが閉じて呼気が喉頭を通じて上気道に流れる．

第10章 Velo-Cardio-Facial 症候群（22q11.2 欠失症候群）とその他の特別群におけるコミュニケーション障害

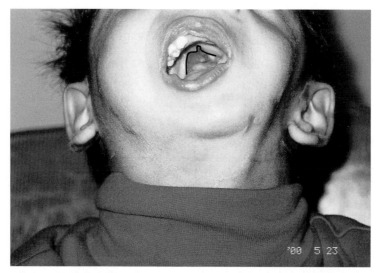

A

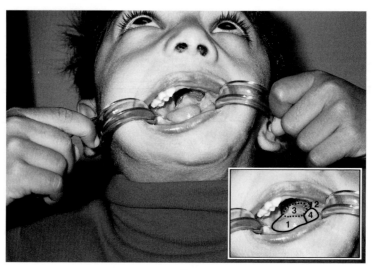

B

図10-2　胎児期の子宮内の位置や過密度におそらく起因する口腔形態異常の子ども．開口ができるようになったのは，外科的に顎関節を作ったからである．（A）右側の欠損のない側棚と，左側のでこぼこな前方辺縁から成る変わった形態の口蓋裂は特筆である．第一生歯は右側の上顎と下顎弓にわずかに認められる程度である．（B）舌の形態異常　(1) 上端と右側の側方辺縁は正常．(2) 舌の左側部が頬組織に癒着しているのは特筆である．(3) 舌表面に隆起が認められる．(4) 左側の舌と頬の癒着に組織の過剰隆起が認められる．

Gはその期間，わずかなスピーチセラピーしか受けておらず，彼を見ていたSLPは両親に対して，口蓋形成がされるまでに期待される通りにやっている，と話していた．また両親は，Gの口腔形態の異常度では正常発話を獲得する見込みは少なく，代替コミュ

ニケーション機器の使用（両親はこれを拒否したのであるが）を考えるべきだと言われた．彼の発話の誤りが，口腔形態異常による必然的なものであるという仮定は，貴重な訓練時間を無駄にするという結果に至った主な原因である．

　Gが5歳時に筆者が再びSLP担当になったが，右側に金属玉をいれる側頭下顎の関節形成術を受けた後だった．彼は，手術で開口できるようになりその状態を持続する訓練と摂食訓練を受けていた．また，彼は手術前はやわらかい食べ物を摂取していたが，術後はいかなる食形態でも摂取するのに困難を示していた．興味深くまた痛ましいことであるが，彼は発話訓練を受けていなかった．完全に正常な言語スキルがあるにも関わらず，彼は声門破裂音や不明瞭な母音による発話から重篤な発話障害を呈していた．彼は発話時には一貫して口唇を動かさず（口唇には形態異常はみられない），また喃語を発し始めた1歳時に/m/という音すら出せなかった．頬に癒着した左側の舌の動きの欠如と，下顎と口唇の動きの欠如とが，音の歪みやあいまい母音という限られた種類の音のレパートリーしかない結果となった．求めれば，彼は舌背や問題のない舌縁や舌尖を動かすことができた．彼の開口度は手術時に外科医が彼の口蓋を処置するのには十分なものではなかったために，口蓋形成術はまだ行われていなかった．限られた開口度と重度の舌の可動域の制限があったために，彼の多くの発話の誤りを必然的なものであるとみるのは難しくなかったのだろう．

　口蓋裂チームと保険会社との協議の結果，Gは1日1時間の個別訓練を週3回と学校ベースでの個別訓練30分を週2回と毎日の自宅訓練を含む発話訓練プログラムを始めた．個別訓練時間は1時間だったので，側頭下顎関節形成術（TMJ）をうける以前には不可能だった咀嚼機能に対する訓練や，持続的に開口する訓練として，顎顔面外科医から出された口の運動にも時間を当てることができた．そして，各訓練の中で少なくとも30分は，この本に書かれている訓練方法を用いて構音訓練を行った．10カ月の間に，Gはゆっくりと（自動化されてはいないが），すべての母音や，二重母音，半母音や通鼻音/m, n, ŋ/，/p, b, t, d, k, g/の破裂音や，/f, v, θ/の摩擦音を，構造化された句や文の中では正しく産生できるようになった．音節レベルの模倣にて，歯擦音/s, z, ʃ/を口腔内で産生することもできるようになった．このGの進展は，いままでの構音の誤りが代償的なものであり，必然的な誤りではなかったということを証明している．舌の可動域の制限や，5年間口唇，下顎，舌を発話時に使用しなかったこと，口蓋裂が未手術の状態であったこと，左側にわずかな歯しかなかったにも関わらず，彼はこれらの音すべての産生の仕方を学んだのである．ここで，「口腔運動」訓練は口唇や舌の強度と可動域を上げるために用いたのでないことを強調しておく．音を産生する時の正しい動きを教えて見せて，強化することで口唇や舌の使い方は促進される．目標音が正しくつくられるたびに，口唇/舌の使用は向上していった．たとえば，/u/と/w/の時の口唇の丸めは「とがった口」をキーワードにして導いた．目標音素と，導入された一連の音の流

表 10-2　少年 G の訓練の目標音の順序

日付は導入のタイミングなどを理解するための参考に記した．同じ行に記されている音は同じセッション内で導入されている．

開始	
9月14日	/h/
	/u/
	/u/→/a/（"oooah"）/w/の誘導
	/m/
	/e, o, i, ɛ, a, æ/
	/p/
	/ə/（自然と出現した），r
	/aɪ/（目 "eye" の中で出現），ɔ
	/n, l/
	/b/
	/j/
	/t, d/
11月5日	フレーズ：a ＿＿＿（一つの＿＿＿），no ＿＿＿（＿＿＿がない）
	フレーズ：I want ＿＿＿（＿＿＿が欲しい），I have ＿＿＿（＿＿＿を持っている）
11月19日	/f/
12月20日	/ŋ, k/
	/ɔɪ/
	r-母音
2月3日	/g/
4月7日	/θ/
4月17日	/ð/ /s/

れは**表 10-2** に記した．

　10 カ月後，鼻孔閉鎖した状態での構音はめざましく向上した．このことから持続的にみられる口腔内圧の減少，呼気鼻漏出，鼻雑音，開鼻声は必然的なものであることを確認した．G はその後口蓋裂チームによる治療へと戻ったが，チームのメンバーは彼の発話の変化に驚き，そして外科医は口蓋形成を行うに当たり十分な開口を維持できると判断した．裂幅は非常に広く，周囲の組織量は限られていたので，チームは初回の咽頭弁形成術が必用であろうと判断した．これは気道閉塞のリスクを高めるので再度の気管切開が必要になるかもしれなかった．開口の限界と，歯の欠損と装置を保定するための支持組織が不十分であるなどの理由により補綴的管理は不可能であった．両親は選択枝を熟考し，再度の気管切開かつ Passy Muir 発話バルブが必用となる場合を理解した上で，発話を向上させるための外科的処置を受けることを決断した．G は，正しい構音の自動性かつ一貫性を高めるための訓練と，歯擦音の産生の練習を継続する一方で，いま現在手術の日が来るのを待っている．保険会社は，今後の彼の個別訓練の費用を引き続き補償するか否かを「検討中」である．

　摂食訓練は中止された．G の摂食嚥下スキルは，限られた「むしゃむしゃ」咀嚼によ

る栄養面と体重増加の観点からみれば，完全に機能を果たしており，また，正常な「回転」咀嚼や，わずかに歯が生えている左側へ舌で食べ物を送るなどはできないが，彼は普通食を食べているのである．

REFERENCES

Arvystas, M., & Shprintzen R.J. (1984). Craniofacial morphology in velo-cardio-facial syndrome. *Journal of Craniofacial Genetics and Developmental Biology, 4* (1), 39–45.

Bardach J., & Morris H.L (Eds.). (1990). *Multidisciplinary management of cleft lip and palate,* Philadelphia, PA: Saunders.

Borden, G.J., & Harris K.S. (1980). *Speech science primer: Physiology, acoustics and perception of speech.* Baltimore, MD: Williams and Wilkins.

Chapman, K. (1993). Phonologic processes in children with cleft palate. *Cleft Palate Craniofacial Journal,* 30, 64–71.

D'Antonio, L.L., & Scherer, N.J. (1995). The evaluation of speech disorders associated with clefting. In R.J. Shprintzen & J. Bardach (Eds.), *Cleft palate speech management: A multidisciplinary approach* (pp. 176–220). St. Louis, MO: Mosby.

D'Antonio, L.L., Scherer, N.J., Miller L.L., Kalbfleisch, J.H., & Bartley J.A. (in press). Analysis of speech characteristics in children with velocardiofacial syndrome and children with phenotypic overlap without VCFS. *Cleft Palate Journal.*

Duffy, J.R. (1995). *Motor speech disorders: Substrates, differential diagnosis and management.* St. Louis, MO: Mosby Year Book, Inc.

Fenson, L., Dale, P.S., Reznick, J.S., Thal, D., Bates, E., Hartung, J.P., Pethick, S., & Reilly, J.S. (1991). *The MacArthur communicative development inventory: Toddlers.* San Diego, CA: Singular Publishing Group.

Fudala, J.B. (2000). *Arizona 3.* Los Angeles, CA: Western Psychological Services.

Golding, K.J. (1981). *Articulation and velopharyngeal insufficiency: A rationale for pre-surgical speech therapy.* Fourth International Congress on Cleft Palate and Related Craniofacial Anomalies, Acapulco, Mexico.

Golding, K.J., & Kaslon, K. (1981). A home program for infant stimulation. *Annual Symposium of the Center for Craniofacial Disorders of Montefiore Hospital and Medical Center and the Albert Einstein College of Medicine.* Bronx, NY.

Golding-Kushner, K.J. (1989). *Speech therapy for compensatory articulation errors in patients with "cleft palate speech."* Videotape produced by the Center for Craniofacial Disorders, Montefiore Medical Center, Bronx, NY.

Golding-Kushner, K.J. (1991). *Craniofacial morphology and velopharyngeal physiology in four syndromes of clefting.* Unpublished doctoral dissertation, The Graduate School and University Center, City University of NY.

Golding-Kushner, K.J. (1995). Treatment of articulation and resonance disorders associated with cleft palate and VPI. In R.J. Shprintzen & J. Bardach (Eds.), *Cleft palate speech management: A multidisciplinary approach.* (pp. 327–351). St. Louis, MO: Mosby.

Golding-Kushner, K.J. (1997). Cleft lip and palate, craniofacial anomalies and velopharyngeal insufficiency. In C. Ferrand & R. Bloom, (Eds), *Introduction to neurogenic and organic disorders of communication: Current scope of practice,* (pp. 193–228). Boston, MA: Allyn and Bacon.

Golding-Kushner K.J., Argamaso, R.V., Cotton, R.T., Grames, L.M., Henningsson, G., Jones, D.L., Karnell, M.P., Klaiman, P.G., Lewin, M.L., Marsh, J.L., McCall, G.N., McGrath, C.O., Muntz, H.R., Nevdahl, M.T., Rakoff, S.J., Shprintzen, S.J., Sidoti, E.J., Vallino, L.D., Volk, M., Williams, W.N., Witzel, M.A., Wood, V.D., Ysunza, A., D'Antonio, L.L., Isberg, A., Pigott, R.W., Skolnick, M.L. (1990). Standardization for the reporting of nasopharyngoscopy and multiview videofluoroscopy: A report from an International Working Group. *Cleft Palate Journal, 27* (4), 337–347.

Golding-Kushner K.J., Cisneros G., and LeBlanc, E. (1995). Speech bulbs. In R.J. Shprintzen & J. Bardach (Eds.), *Cleft palate speech management: A multidisciplinary approach* (pp. 352–363). St. Louis, MO: Mosby.

Golding-Kushner, K.J., LeBlanc, S., & Tantillo, M. (1990). *The speech therapy team: Redefining the concept.* Miniseminar. American Speech and Hearing Association, Seattle, WA.

Golding-Kushner, K.J. & Shprintzen R.J. (1998). To sign or not to sign: Con. *VCFSEF Newsletter.* Syracuse, NY: VCFS Educational Foundation.

Golding-Kushner, K.J., Weller, G., & Shprintzen, R.J. (1985). Velocardio-facial syndrome: Language and psychological characteristics. *Journal of Craniofacial Genetics and Developmental Biology, 5* (3), 259–266.

Gorlin, R.J., Cohen, M.M., Levin, L.S. (1990). *Syndromes of the head and neck* (3rd ed.). New York: Oxford University Press.

Hall, C., & Golding-Kushner, K.J. (1989) *Long-term follow-up of 500 patients after palate repair performed prior to 18 months of age.* Paper presented at the Sixth International Congress on Cleft Palate and Related Craniofacial Anomalies, Jerusalem, Israel.

Harding-Bell, A. (2000). *Multiple Objective Input Therapy: A model for addressing several aspects of communicative behavior.* Annual Meeting of the Velo-cardio-facial Syndrome Educational Foundation. Baltimore, MD.

Hedrick, D.L., Prather, E.M., & Tobin, A.R. (1984). *Sequenced inventory of communicative development.* Seattle, WA: University of Washington Press.

Henningsson, G.E., & Isberg, A.M. (1986). Velopharyngeal movements in patients alternating between oral and glottal articulation: a clinical and cineradiographical study. *Cleft Palate Journal,* 23, 1–9.

Hoch, L., Golding-Kushner, K.J., Sadewitz, V., & Shprintzen, R.J. (1986). Speech therapy. In B.J. McWilliams (Ed.). *Seminars in speech and language: Current methods of assessing and treating children with cleft palates,* 7 (3), 313–326. New York: Thieme.

Isberg, A.M., & Henningsson, G.E. (1987). Influence of palatal fistulas on velopharyngeal movements: A cineradiographic study. *Plastic and Reconstructive Surgery,* 79, 525–530.

Johns, D.F. (1985). Surgical and prosthetic management of neurogenic velopharyngeal incompetence. In D.F. Johns (Ed.), *Clinical management of communicative disorders,* Boston, MA: Little Brown. (pp. 153–178).

Jones, K.L. (1988). *Smith's recognizable patterns of human malformation.* Philadelphia, PA: W.B. Saunders.

Kok, L.K., & Solman, R.T. (1995). Velocardiofacial syndrome: learning difficulties and intervention. *Journal of Medical Genetics,* 32, 612–618.

Kuehn, D.P., & Moon, J.B. (1994). Levator veli palatini muscle activity in relation to intraoral air pressure variation. *Journal of Speech and Hearing Research,* 37 (6), 1260–70.

Lipson, A. (1995). *The changing phenotype and extraordinary variability of VCF: 200 cases from down under.* Paper presented at the First Annual Meeting of the Velo-cardio-facial Syndrome Educational Foundation, Bronx, NY.

Lynch, J.I. (1986). Language of cleft infants: Lessening the risk of delay through programming. In B.J. McWilliams (Ed.), *Seminars in speech and language: Current methods of assessing and treating children with cleft palates,* 7 (3), 255–268. New York: Thieme.

McGrath, C.O., & Anderson, M.W. (1990). Prosthetic treatment of velopharyngeal incompetence. In J. Bardach & H.L. Morris (Eds.), *Multidisciplinary management of cleft lip and palate* (pp. 809–815). Philadelphia, PA: W.B. Saunders.

McWilliams, B.J., Morris, H.L., & Shelton R.L. (1990). *Cleft palate speech* (2nd ed.). Philadelphia, PA: B.C. Decker.

Mitnick, R.J, Bello, J.A., Golding-Kushner, K.J., Argamaso, R.V., Shprintzen, R.J. (1996). The use of magnetic resonance angiography prior to pharyngeal flap surgery in patients with velocardiofacial syndrome. *Plastic and Reconstructive Surgery, 97,* 908–919.

Morley, M.E. (1970). *Cleft palate and speech.* (7th ed.) Baltimore, MD: Williams and Wilkins.

Morley, M.E. (1972). *The development and disorders of speech in childhood* (3rd ed.). Baltimore, MD: Williams and Wilkins.

Pamplona, M., & Ysunza, A. (1999a). A comparitive trial of two modalities of speech intervention in cleft palate children: Phonologic vs. articulatory approach. *International Journal of Pediatric Otorhinolaryngology, 49,* 21–27.

Pamplona, M., & Ysunza, A. (1999b). Active participation of mothers during speech therapy: Improved language development of children with cleft palate. *Scandinavian Journal of Plastic Reconstructive Hand Surgery, 33:* 1–6.

Pamplona, M., Ysunza A., & Uriostegui, C. (1996). Linguistic interaction: The active role of parents in speech therapy for cleft palate patients. *International Journal of Pediatric Otorhinolaryngology, 37:* 17–27.

Papolos, D.F., Faedda, G.L., Veit, S., Goldberg, R., Morrow, B., Kucherlapati R., Shprintzen, R.J. (1996). Bipolar spectrum disorders in patients diagnosed with velo-cardio-facial syndrome: Does a hemizygous deletion of chromosome 22q11 result in bipolar affective disorder? *American Journal of Psychiatry, 153,* 1541–1547.

Peterson-Falzone, S. (1990). A cross-sectional analysis of speech results following palatal closure. In J. Bardach & H.L. Morris (Eds.), *Multidisciplinary management of cleft lip and palate* (pp 750–757). Philadelphia, PA: W.B. Saunders.

Phillips, B.J. (1990). Early speech management. In J. Bardach & H.L. Morris (Eds.), *Multidisciplinary management of cleft lip and palate* (pp 732–736). Philadelphia, W.B. Saunders Company.

Philips, B.J., & Kent, R.D. (1984). Acoustic-phonetic descriptions of speech production in speakers with cleft palate and other velopharyngeal disorders. In N. Lass (Ed.) *Speech and language: Advances in basic research and practice.* (Vol. 11, p. 113) New York: Academic Press.

Powers, G. (1990). Speech analysis of four children with repaired cleft palate. *Journal of Speech and Hearing Disorders, 55,* 542–550.

Powers, G., & Starr C.D. (1974). The effects of muscle exercises on velopharyngeal gap and nasality. *Cleft Palate Journal, 11,* 28–35.

Richman, L.C., & Eliason, M.J. (1986). Development in children with cleft lip and/or palate: Intellectual, cognitive, personality and parental factors. In B.J. McWilliams (Ed.), *Seminars in speech and language: Current methods of assessing and treating children with cleft palates, 7* (3), 225–239. New York: Thieme.

Robin, D.A., Solomon, N.P., Moon, J., & Folkins J.W. (1997). Nonspeech assessment of the speech production mechanism. In McNeil, M.R. (Ed), *Clinical management of sensorimotor speech disorders.* (pp. 49–62). New York: Thieme.

Rossetti, L. (1990). *Infant-Toddler Language Scale.* East Moline, IL: Linguisystems.

Ruscello, D.M. (1982). A selected review of palatal training procedures. *Cleft Palate Journal, 18,* 181–193.

Scherer, N.J., & D'Antonio, L.L. (1995). Parent questionnaire for screening early language development in children with cleft palate. *Cleft Palate—Craniofacial Journal. 32* (1), 7–12.

Scherer, N.J., & D'Antonio, L.L. (1997). Language and play development in toddlers with cleft lip and/or palate. *American Journal of Speech-Language Pathology, 6* (4), 48–54.

Scherer, N.J., and D'Antonio L.L. (1998). To sign or not to sign: Pro. *VCFSEF Newsletter.* Syracuse, NY: VCFS Educational Foundation.

Scherer, N.J., D'Antonio, L.L., & Kalbfleisch, J.H. (1999). Early speech and language development in children with velocardiofacial syndrome. *American Journal of Medical Genetics (Neuropsychiatric Genetics), 88,* 714–723.

Shprintzen, R.J. (1990). The conceptual framework for pharyngeal flap surgery. In J. Bardach & H.L. Morris (Eds.), *Multidisciplinary management of cleft lip and palate* (pp. 806–809). Philadelphia, PA: W.B. Saunders.

Shprintzen, R.J. (1992). The implications of the diagnosis of Robin sequence. *Cleft Palate Journal, 29,* 205–209.

Shprintzen, R.J. (2000). *Syndrome identification for speech-language pathology: An illustrated pocket guide.* San Diego, CA: Singular Publishing Group.

Shprintzen, R.J., & Bardach, J. (Eds.) (1990). *Cleft palate speech management: A multidisciplinary approach.* St. Louis, MO: Mosby.

Shprintzen, R.J., Croft, C.B., Berkman, M.D., & Rakoff, S.J. (1979). Pharyngeal hypoplasia in Treacher Collins syndrome. *Archives of Otolaryngology, 105* (3) 127–131.

Shprintzen, R.J., Goldberg, R.B., Lewin, M.L., Sidoti, E.J., Berkman, M.D., Argamaso, R.V., & Young, D. (1978). A new syndrome involving cleft palate, cardiac anomalies, typical facies, and learning disabilities: Velo-cardio-facial syndrome. *Cleft Palate Journal, 15* (1), 56–62.

Shprintzen, R.J., & Golding-Kushner, K.J. (1989). Evaluation of velopharyngeal insufficiency. In G. Healy & E. Friedman (Eds.), *Otolaryngologic clinics of North America, 22,* (3) 519–536. Philadelphia, PA: W.B. Saunders.

Shprintzen, R.J., McCall, G., & Skolnick, M.L. (1975). A new therapeutic technique for the treatment of velopharyngeal incompetence. *Journal of Speech and Hearing Disorders, 40,* 69–83.

Sidoti, E.J., & Shprintzen, R.J. (1995). Pediatric care and feeding of the newborn with a cleft. In R.J. Shprintzen, & J. Bardach (Eds.), *Cleft palate speech management: A multidisciplinary approach* (pp. 63–74). St. Louis, MO: Mosby.

Singh, S., & Kent, R.D. (2000) *Singular's Illustrated Dictionary of Speech-Language Pathology;* San Diego, CA: Singular Publishing Group.

Specialist Fact Sheet (2000) [On-line]. The Velo-Cardio-Facial Syndrome Educational Foundation, Inc. Web site. http://www.vcfsef.org/.

Starr, C.D. (1990). Treatment by therapeutic exercises. In J. Bardach, & H.L. Morris (Eds.), *Multidisciplinary management of cleft lip and palate* (pp. 792–798). Philadelphia, PA: W.B. Saunders.

Stedman's medical dictionary (1976). Baltimore, MD: Williams and Wilkins.

Trigos, I., Ysunza, A., Vargas, D., & Vazquez, M. (1988). The San Venero Roselli pharyngoplasty: An electromyographic study of the palatopharyngeus muscle. *Cleft Palate Journal, 25,* 385–388.

Trost, J. (1981). Articulatory additions to the classical description of the speech of persons with cleft palate. *Cleft Palate Journal 18,* (3), 193–203.

Van Demark, D.R., & Hardin, M.A. (1990). Speech therapy for the child with cleft lip and palate. In J. Bardach, & H.L. Morris (Eds.), *Multidisciplinary management of cleft lip and palate* (pp. 799–806). Philadelphia, PA: W.B. Saunders,

Van Hattum, R.J. (1974) *Clinical speech in the schools: organization and management.* Springfield, IL: Charles C. Thomas.

Van Riper, C. (1972). *Speech correction: Principles and methods.* Englewood Cliffs, NJ: Prentice-Hall.

Warren, D.W. (1986). Compensatory speech behaviors in cleft palate: A regulation control phenomenon? *Cleft Palate Journal, 23,* 251–260.

Ysunza, A., Pamplona, M., Chason, E., et al. (1999). Velopharyngeal motion following pharyngoplasty. *Plastic and Reconstructive Surgery, 104,* 905–910.

Ysunza, A., Pamplona, M., Mayer, I., et al. (1996). Surgical correction of VPI with and without compensatory articulation. *International Journal of Pediatric Otorhinolaryngology, 34,* 53–59.

Ysunza, A., Pamplona, C., & Toledo, E. (1992). Change in velopharyngeal valving after speech therapy in cleft palate patients: A videonasopharyngoscopic and multi-view videofluoroscopic study. *International Journal of Pediatric Otorhinolaryngoly, 24,* 45–54.

Zimmerman, I.R., Steiner, V.G., & Pond, R.E. (1992). *Pre-school language scale-3.* San Antonio, TX: Psychological Corporation.

APPENDIX

Resources for Parents and Professionals

American Cleft Palate-Craniofacial Association (ACPA)
ACPA National Office
104 South Estes Drive, Suite 204
Chapel Hill, NC 27514
(Tel) (919) 933-9044
(Fax) (919) 933-9604
Website: www.cleft.com
email: cleftline@aol.com

American Speech-Language Hearing Association (ASHA)
10801 Rockville Pike
Rockville, Maryland 20852
(Tel) 800-498-2071
(TTY) 301-897-5700
(Fax) 301-571-0457
Website: www.asha.org (This web site includes information on IDEA) also, Special Interest Division 5, "Speech Science and Orofacial Disorders"

Velo-cardio-facial Syndrome Educational Foundation, Inc. (VCFSEF)
Upstate Medical University
University Hospital
750 East Adams Street
Syracuse, NY 13210
(Tel) (315) 464-6590
(Fax) (315) 464- 6593
Website: www.vcfsef.org
email: vcfsef@mail.upstate.edu

For referrals to speech centers or private SLPs:
Contact the Speech-Language Hearing Association in your state

For Early Intervention:
Contact your municipal, county or state Deptartment of Health or Social Services

For Services for children age 3 and up:
Contact your local board of education or state Department of Education

For financial assistance:
Contact your state Department of Health about assistance at the state level through the federal Medical Rehabilitation Act. This act has a different name in each state.

For other information:
Contact a medical social worker your hospital for a listing of all state and local agencies.

索　引

〈あ行〉
アイスマッサージ　122
誤り音の分類　17

異常構音　2,16,18,24,43,63
異常代償構音　24
咽頭形成術　100
咽頭後壁　13
咽頭側壁　13,15
咽頭破裂音　24
咽頭弁　25
咽頭弁形成術　101
咽頭摩擦音　24,26

絵カード　108

音遊び　27,47,51,52
親指導　43,45,47
音韻性構音障害（音韻性の誤り）
　　2,13,17
音韻性障害　17
音韻分析　30,124

〈か行〉
開鼻声　18,31,43,51,81
開鼻声の聴覚印象　31
可聴性の呼気鼻漏出　19

聞き取り訓練　47
聞き分け　47
気道障害　38
機能性VPI　31
キャリアフレーズ　114
強化　48,103,104
強化子　48

空気圧測定装置　31
クロスカット　34
訓練　63
訓練（/h/）　66
訓練（音節レベル）　95
訓練計画　64
訓練（歯間摩擦音）　78
訓練（歯茎硬口蓋摩擦音）　80

訓練（歯茎破裂音）　74
訓練（歯茎歯擦音）　79
訓練（唇歯摩擦音）　77
訓練（声門破裂音）　64
訓練（早期介入）　50
訓練（単音レベル）　94
訓練（単語）　95
訓練（単語の組み合わせ）　96
訓練（低圧音）　73
訓練（手順）　107
訓練（道具）　106
訓練（軟口蓋音）　75
訓練（破擦音）　80
訓練（汎化）　99
訓練（文）　97
訓練（文章から会話）　98
訓練（母音）　68
訓練（両唇通鼻音）　69
訓練（両唇破裂音）　70
訓練（両唇半母音）　69
訓練（レベル）　93

経過観察　2,49
ゲップ　34
言語（VCFS）　133
言語学的過程　18
言語訓練　100
言語訓練（VCFS）　135
言語発達　39
言語発達遅滞　39,40

高圧音　77
構音器官　15
構音器官の接触の強さ　81,121
構音器官の強さ　121
構音点　15
構音発達　38
口蓋形成術　47
口蓋形成術後　47
口蓋形成術前　47
口蓋裂言語　18,24
口蓋瘻孔　1,18,20,24,99
口蓋瘻孔閉鎖術　100
口腔　14

口腔筋機能訓練　39,121
口腔子音　15
口腔内圧減少　20
口腔内圧の減少　100
喉頭　13
行動療法　48
後方鼻咽腔摩擦音　26
誤学習　16,18,31,43,121
呼気鼻漏出　2,18,19,24,43,51,100
呼気鼻漏出による子音の歪み
　　18

〈さ行〉
再評価　49
サインランゲージ　123

子音-blends　63
子音結合　63
子音の弱音化　19
支援サービス（米国）　40
視覚的な歪み　23
歯科的異常　20
歯間音化　17,29
刺激　45,46,53
始語　53
歯擦音　17,20
耳疾患（中耳疾患）　39
自宅訓練　43,45,115
失行　123
弱音化　20
宿題　110
受動的　19,20
授乳　33
授乳（VCFS）　127
授乳時間　34
上顎拡大装置　17
症候群　44,138
省略　17
唇歯逆転　23,24
唇歯破裂音　22
唇歯鼻音　22

スピーチバルブ　25

声帯　13,24
声帯運動　16
声帯振動　16
正の強化　48,103
声門　13
声門下圧　16
声門破裂音　2,15,18,24,43,44,121,124
生理学的過程　18
舌根　13
切歯骨突出　22
前方鼻咽腔摩擦音　24

早期介入　2,39,40,43

〈た行〉
代償構音　24,43,44
代償性構音障害（代償構音）　17
代償適応　21,22
代償的な誤り　30
単独 Nasal snort　31
単独鼻咽腔摩擦音　31

置換　17
乳首　34
知的障害（VCFS）　137
知能　39
中耳疾患　33
聴覚的評価　31
聴覚弁別　99,114
直接的訓練　55

挺出　22
電気刺激　122
伝統的アプローチ　30

同化　17
道具　104
特異的 VPI（単音・音響性）　31
トークン　103,111
トリーチャーコリンズ症候群　138

〈な行〉
ナゾメーター　31,82
喃語　53
軟口蓋　13
軟口蓋マッサージ　122

〈は行〉
罰　48,103
発達性構音障害　2,13,17
発話（VCFS）　133
発話明瞭度　24
パラトメーター　82
汎化（キャリーオーバー）　2,85,118

鼻咽腔　13,14,24
鼻咽腔ファイバースコープ　15,25,31,100
鼻咽腔閉鎖機能　31
鼻咽腔閉鎖機能不全　1
鼻咽腔摩擦音　29
鼻腔共鳴　18,31
鼻孔閉鎖　20,24,71,74,76,77,79,80,99
鼻孔閉鎖（早期介入）　51
鼻雑音　19,100
被刺激性テスト　87
鼻渋面　23
非症候群性　39
必然的な誤り　17,18
評価　44,121
表出　44

フィードバック　27
不正咬合　1,13,19,20,24,29
負の強化　48,103
ブローイング訓練　122

閉鼻声　83
弁機能モデル　14

哺乳　33,34
哺乳困難　38
哺乳指導　2
哺乳障害　38
哺乳瓶　34

〈ま行〉
ミニマルペア　110

無声子音　16

目標音　46,48
目標音（誘導）　66
目標語　46

〈や行〉
有声子音　16
歪み　17

予防　42
予防（声門破裂音）　54

〈ら行〉
理解　44

両唇閉鎖　28

〈数字〉
22q11.2 欠失症候群　3,127

〈欧文〉
Chunking　86

Mid-dorsal palatal stop　24,26,100,124

Nasal snort　2,24

Passavant 隆起（パッサーバン隆起）　13

Robin Sequence　38,138

SLP　1
Stickler 症候群　38,138

VCFS　3,38,40,127
Velo-Cardio-Facial 症候群　3,127
VF　15,31,100
VPI　1,13,18,20,24,31,43

監訳:夏目　長門(歯科医師, 医学博士・歯学博士)
　　愛知学院大学附属病院口唇口蓋裂センター教授　言語治療外来　科長
　　厚生労働省　言語聴覚士国家試験委員兼同幹事
　　前厚生労働省　言語聴覚士国家試験出題基準作製委員

訳者:早川　統子(言語聴覚士, 博士(歯学))
　　愛知学院大学心身科学部健康科学科　講師
　　愛知学院大学歯学部附属病院口唇口蓋裂センター　言語聴覚士
　　前特定非営利活動法人日本口唇口蓋裂協会　医療コーディネーター
　　前学校法人名古屋医専言語聴覚学科　教員

口蓋裂言語のスピーチセラピー

2018年6月20日　第1版・第1刷発行

　　　　　　　　　　監訳　夏目長門
　　　　　　　　　　訳　　早川統子
　　　　　　　　　　発行　一般財団法人　口腔保健協会
　　　　　　　　　　　〒170-0003　東京都豊島区駒込1-43-9
　　　　　　　　　　振替　00130-6-9297　Tel. 03-3947-8301㈹
　　　　　　　　　　　　　　　　　　　　Fax. 03-3947-8073
　　　　　　　　　　　http://www.kokuhoken.or.jp

乱丁・落丁の際はお取り替えいたします.　　　　　　　　印刷・製本/壮光舎印刷
© Toko Hayakawa. 2018. Printed in Japan〔検印廃止〕
　　　　ISBN978-4-89605-348-7　C3047

本書の内容を無断で複写・複製・転載すると, 著作権・出版権の侵害となることがありますので御注意
ください.

JCOPY〈(一社)出版者著作権管理機構　委託出版物〉
本書の無断複写は著作権法上での例外を除き禁じられています. 複写される場合は, そのつど事前に, (一社)
出版者著作権管理機構(電話 03-3513-6969, FAX 03-3513-6979, e-mail:info@jcopy.or.jp)の許諾を得
てください.